\ ISO9001、病院機能評価、JCIに対応！/

医療安全と業務改善を成功させる

# 病院の文書管理実践マニュアル

監修 ● 矢野　真（日本赤十字社医療事業推進本部総括副本部長）
　　　棟近　雅彦（早稲田大学理工学術院教授）
編著 ● 田中　宏明（明石市立市民病院医療安全管理室副室長）
　　　金子　雅明（東海大学情報通信学部准教授）
　　　佐野　雅隆（千葉工業大学社会システム科学部准教授）

MCメディカ出版

# はじめに

　1999年から2000年頃に深刻な医療事故が発生し、それを契機に、医療界でも積極的に医療の質向上活動が行われるようになりました。私自身は、それまで工業製品の質マネジメントを専門としてきましたが、それ以降、医療の質マネジメントにも取り組むようになりました。

　当初は事故防止を中心に研究していましたが、病院でも工業界で行われてきた、質のよい製品・サービスを提供するための仕組みである質マネジメントシステム（Quality Management System：QMS）を取り入れることが絶対に必要であると思っていました。ただし、工業と医療では異なる点がありますから、医療に合ったQMSはどのような形なのかを研究するために、東京大学名誉教授の飯塚悦功先生を主査、東京大学特任教授の水流聡子先生と私が副査となり、2007年にQMS-H研究会を立ち上げて、10病院の医療者の方々とこの課題に取り組むことにしました。本書の内容は、その研究会での主要な成果の1つです。

　今日では、病院でも質を向上させるための改善活動は、当たり前のように行われるようになりました。ただし、その成果が十分に生かされている病院と、そうでない病院があります。改善意欲に差があるわけではありません。その差は、"標準化"、そしてその基盤となる"文書管理"が、きちんと行われるかどうかで決まります。成果を生かすには、改善内容を蓄積していき、教育し、周知徹底することが必要ですが、そのためには改善した内容が、手順書や帳票の形で文書化されていることが不可欠なのです。

　QMS-H研究会では、医療での文書管理がいかにあるべきかについて、重要な課題として約10年にわたり取り組んできました。その間に、文書管理という考え方が医療者にとってわかりづらい概念ということも、わかってきました。その点も十分配慮して、文書管理の意義は何か、どのように進めていけばよいのかについて、平易に解説することを心がけました。本書は、医療の質向上活動に大きく貢献すると確信しています。

2017年6月

早稲田大学理工学術院 教授
棟近　雅彦

この本には「文書管理」を通じて、私たちの仕事を標準化し、可視化し、PDCAサイクルを回して、質の高い医療をめざしていくことの大切さが書かれています。単なる文書管理のハウツー本ではありません。

　私が1999年にNDP（National Demonstration Project）活動に武蔵野赤十字病院から参加した時に、監修の棟近先生と出会いました。NDP活動では病院と大学や企業の品質管理の専門家が集まって、医療安全を目的に改善活動を推進してきましたが、QMS-H研究会はその流れを基調にさらに発展してきました。QMS-H研究会は棟近先生のリーダーシップのもと、活動を現在も継続しており、NDP活動時代は学生だった金子先生や佐野先生、QMS-H研究会発足当時は一病院の職員だった田中先生が本書をまとめられたことは、活動を近くでずっと見てきた私にはとても感慨深いものがあります。

　私たちが活動を始めた頃、医療は個別性が高く、工業製品と同じような標準化は困難という意見が多く出されました。それに対し、私たちは患者や疾患の経過が個別的なのは当然で、私たちが標準化しようとしているのは、個別性に対応する医療や医療者であり、医療者の負のバラツキを少なくすることが大きな目的であると答えてきました。クリニカルパスもその手法の1つと思われますが、QMS-H研究会は病院のすべての業務を対象に、仕事をPFCに描き込み、仕事を安全に実施できるよう教育を行い、内部監査によりプロセスやアウトカムを評価するといったことを病院に定着させるための仕組みを検討してきました。そしていくつかの病院では具体的な成果をあげ、本書でも紹介しています。

　医療が高度化する一方、医療資源には限界があり、質の高い医療提供を保証するためには、組織としてPDCAサイクルを回し続ける必要があり、その仕組みを構築する上で、本書がお役に立てることが、QMS-H研究会で汗を流してきた多くのメンバーの願いでもあります。

2017年6月

日本赤十字社医療事業推進本部<br>
総括副本部長<br>
矢野　真

## 執筆者

田中　宏明　　第Ⅰ部第1章、第Ⅱ部解説
佐野　雅隆　　第Ⅰ部第2章
金子　雅明　　第Ⅱ部解説

## 病院の取り組み事例　執筆協力者

【前橋赤十字病院】
阿部　毅彦（消化器内科 副院長）、角田　貢一（医療安全管理課 課長）、
坂本　恭子（医療安全管理課 医療の質係長）

【社会医療法人同心会 古賀総合病院】
今村　卓郎（病院長）、関　孝（TQM推進室長・ME技術部長）、
小山　徳子（TQM推進室主任）、加山　千夏（広報室主任／元・TQM推進室）

【川口市立医療センター】
坂田　一美（診療局長／医療の質・安全管理室 室長／検査科部長）
山本　雅博（病理診断科／元・副院長）、佐藤　千明（医療の質・安全管理室 副室長）、
飯塚　貴美（医療の質・安全管理室／看護部主任）、星　直子（医療の質・安全管理室／看護部主任）

【医療法人財団利定会 大久野病院】
進藤　晃（理事長・院長）、宮林　皇史（品質管理部 課長）

【医療法人医誠会 城東中央病院】
土増　聡（院長）、須々木　礼子（看護部長）、馬場　聡（TQM推進室）

【独立行政法人国立病院機構 埼玉病院】
細田　泰雄（副院長・TQM推進室長）、永田　修（診療録管理係長・TQM推進室）

（所属・肩書きは2017年6月現在）

■ 医療安全と業務改善を成功させる

# 病院の文書管理 実践マニュアル

はじめに　3
文書管理ツールのダウンロード方法　8

## 第Ⅰ部　文書管理に取り組む前に

### 第1章　文書管理の現状を把握しよう

1　文書管理に関する現状把握チェックリスト ……………………………… 12
2　「現状把握チェックリスト」の解説とアドバイス ……………………… 14

### 第2章　文書管理について理解しよう

1　QMS（Quality Management System）とは？ ………………………… 22
2　業務を可視化する手法：プロセスフローチャート（PFC）の活用 …… 24
3　なぜ文書管理が必要か ……………………………………………………… 27
4　文書を体系的に管理する …………………………………………………… 29
5　文書を一元的に管理する …………………………………………………… 34
　◆コラム　文書管理支援ソフト導入のメリット　35

## 第Ⅱ部　文書管理の導入・推進 5ステップガイド

### ステップ1　導入体制の準備　44

1　導入を決心しよう …………………………………………………………… 46
2　問題点・課題を分析しよう ………………………………………………… 58
3　推進事務局と体制を決めよう ……………………………………………… 66
4　準備の進み具合をチェックしよう ………………………………………… 94

## ステップ2　文書体系の構築　96

- 1　院内にある文書を集めよう　98
  - ◆コラム　作業効率化のコツ　105
- 2　集めた文書を整理しよう　110
- 3　文書の把握状況をチェックしよう　120

## ステップ3　文書管理システムの設計　122

- 1　インフラを整備しよう　124
- 2　文書管理の流れを決めよう　129
- 3　文書データを登録しよう　132
- 4　システム導入の進み具合をチェックしよう　137

## ステップ4　文書管理システムの運用　140

- 1　システムを試運用してみよう　142
- 2　職員教育を進めよう　144
- 3　導入状況をチェックしよう　147

## ステップ5　文書管理システムの継続的改善　148

- 1　活用できる環境を整備しよう　150
  - ◆コラム　QMS-H研究会の文書管理講座　155
- 2　文書体系を定期的に見直そう　162
- 3　継続的改善についてチェックしよう　176

業務分類一覧表　178
ステップ2-3　理解度テスト：体系管理編　解答例と解説　182
Index　184
おわりに　186

## ◆文書管理ツールのダウンロード方法◆

1. メディカ出版ホームページ（http://www.medica.co.jp/）にアクセスしてください。

2. メディカパスポートにログインしてください。会員登録されていない方は、「はじめての方へ　新規登録」（登録無料）からお進みください。

3. 本書紹介ページ（http://www.medica.co.jp/catalog/book/6886）を開き、「本文連動資料のダウンロード」をクリックします。（URLを入力していただくか、キーワード検索で「T030350」を検索してください）

4. 「ロック解除キー」ボタンを押してロック解除キーを入力し、送信ボタンを押してください（ロック解除キーボタンはログイン時のみ表示されます）。ロックが解除され、ダウンロードが可能となります。

ロック解除キー： bunsyokanri 2017

※WEBサイトのロック解除キーは本書発行日より3年間有効です。有効期間終了後、本サービスは読者に通知なく休止する場合があります。

＊ご使用にあたって、注意していただきたいこと

① サービスの対象は、本書を購入いただいた方のみとします。メディカパスポートに登録した後、ダウンロードしていただけるシステムです。
② ダウンロードした資料をもとに、作成・アレンジされた個々の制作物の正確性・内容につきましては、当社は一切責任を負いません。
⑤ データやID・パスワードを第三者へ再配布することや、商用利用はお避けください（商用利用：販売を目的とする宣伝広告のため、ダイレクトメール、チラシ、カタログ、パンフレットなどの印刷物への利用）。

# 第Ⅰ部

# 文書管理に取り組む前に

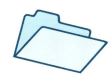

# 第1章

# 文書管理の現状を把握しよう

# 1 文書管理に関する現状把握チェックリスト

|  |  | | |
|---|---|---|---|
| 1 | 文書を管理する、という考えがありません。 | □はい | □いいえ |
| 2 | 「文書」が具体的に何を指すのかわかりません。 | □はい | □いいえ |
| 3 | 病院全体で持っている文書の数が把握されていません。 | □はい | □いいえ |
| 4 | 人によって業務のやり方や教え方が異なります。 | □はい | □いいえ |
| 5 | 現場で持っているマニュアルや手順を使って、新人に教えたことがありません。 | □はい | □いいえ |
| 6 | 病棟ごとに業務のやり方が異なります。 | □はい | □いいえ |
| 7 | 部署を異動したときに業務のやり方が異なり、インシデントを起こしそうになりドキッとしたことがあります。 | □はい | □いいえ |
| 8 | やり方は決まっていないので、いちいち文書にしていません。 | □はい | □いいえ |
| 9 | マニュアルや手順があることで、それに縛られるような感覚があり、業務がやりづらくなるのではないかという考えを持っている人が少なくありません。 | □はい | □いいえ |
| 10 | 人が入れ替わるたびにマニュアルを作成しています。 | □はい | □いいえ |
| 11 | 変更が多い文書は管理が大変なので管理していません。 | □はい | □いいえ |
| 12 | 同じような種類のインシデントが、ある病棟で頻発しています。 | □はい | □いいえ |
| 13 | 具体的な業務のやり方は病棟ごとで管理しています。 | □はい | □いいえ |
| 14 | QCサークル活動や看護研究をしていますが、改善が定着しません。 | □はい | □いいえ |

| | | | |
|---|---|---|---|
| 15 | 改善活動の結果が手順やマニュアルに十分に反映されていません。 | □はい | □いいえ |
| 16 | マニュアルの最新版を探すのが大変です。 | □はい | □いいえ |
| 17 | 文書を保管する方法が院内で決まっていません。 | □はい | □いいえ |
| 18 | 文書の原本を管理することに手間がかかります。 | □はい | □いいえ |
| 19 | 病院機能評価の審査の後は、次の審査の準備まで作成した文書を使いません。 | □はい | □いいえ |
| 20 | 病院機能評価の審査のときは、病院機能評価の審査のためにマニュアルを作成します。 | □はい | □いいえ |
| 21 | 審査（病院機能評価や保健所など）のたびに、その審査のためのマニュアルを作るので、正直大変です。 | □はい | □いいえ |
| 22 | 新人教育のたびにマニュアルを作成します。 | □はい | □いいえ |
| 23 | 勉強したい業務の文書がない、ということがあります。 | □はい | □いいえ |
| 24 | 部署ごとで文書を管理しています。 | □はい | □いいえ |
| 25 | 病棟によって機能が違うので、マニュアルは各病棟で別々に作る必要があると思います。 | □はい | □いいえ |
| 26 | 院内に類似のマニュアルがすでにあるかどうかはあまり気にせずに、マニュアルを作成しています。 | □はい | □いいえ |
| 27 | 医師の技術的なやり方は文書にしていません。 | □はい | □いいえ |
| 28 | ガイドラインにそってやっているので、マニュアルを作成しなくても特に問題ありません。 | □はい | □いいえ |
| 29 | 管理すべき部門・委員会があいまいな文書が存在しています。 | □はい | □いいえ |

# 2 「現状把握チェックリスト」の解説とアドバイス

「はい」をチェックした項目のところを、読んでみてください。

■ 1．文書を管理する、という考えがありません。
■ 2．「文書」が具体的に何を指すのかわかりません。
　これまで文書について、あまり意識したことがないのかもしれません。

■ 3．病院全体で持っている文書の数が把握されていません。
　ごく自然なことだと思います。病院全体で文書を管理する必要性について、考えたり、誰かに言われたりしたことはないでしょうし、そうすることを指示されたこともないと思います。
　ただ、病院で行われている業務は、皆さんもご存じの通り、さまざまな部門と連携して行っています。それを考えることで、文書もさまざまな部門と連携して作成し、管理する必要がある、ということの意味を少し感じてもらえるかもしれません。

☞ 1～3で「はい」を選択した方へのアドバイス
　まず、第 2 章を読んでみてください。文書管理の意義を理解した上で、改めて「現状把握チェックリスト」に戻ってみましょう。

■ 4．人によって業務のやり方や教え方が異なります。
■ 5．現場で持っているマニュアルや手順を使って、新人に教えたことがありません。
　実施している業務や教えている業務が人によって異なると、やり方にバラつきが出てしまい、患者さんに対して安全な医療は提供できませんし、職員の皆さんも安心して業務ができません。

6．病棟ごとに業務のやり方が異なります。
7．部署を異動したときに業務のやり方が異なり、インシデントを起こしそうになりドキッとしたことがあります。

　スタッフの入れ替わりが多かったり、病棟間の異動は多かったりしませんか？ また、人事異動で病棟が変わって、前の病棟とやり方が違って困ったことはありませんか？　新年度にはさまざまな種類のインシデントが多く発生する傾向にあります。病棟ごとにやり方が異なって間違ってしまった、という原因のインシデントも発生していると思います。

8．やり方は決まっていないので、いちいち文書にしていません。
9．マニュアルや手順があることで、それに縛られるような感覚があり、業務がやりづらくなるのではないかという考えを持っている人が少なくありません。

　看護部以外でも人の入れ替わりは多いと思います。教える人が変わるたびにやり方が異なることはありませんか？　マニュアルは、がんじがらめに縛るために作成するのではありません。業務を見える形にして、スムーズに業務を遂行するためにあります。

10．人が入れ替わるたびにマニュアルを作成しています。

　この現象が起きている原因は、業務のやり方が人が入れ替わるたびに変わる、ということにあると思います。

11．変更が多い文書は管理が大変なので管理していません。

　変更が多い、ということは改善が進んでいたり、手順が良く変わる業務である、ということだと思います。そうであれば、職員にその業務手順を適切に周知するためにも、そのたびに文書は変更する必要があります。変更していないことでインシデントが発生することがあると思います。

☞ 4～11で「はい」を選択した方へのアドバイス
　まず実際の業務を見える形にすることが重要です。業務を見える形にしたものを「文書」に記述します。まずは行っている業務を見える化し、スタッフ間で共有することが、安全で効率的な業務を行う上で重要なことです。これを「標準」といいます。第2章2の「標準化」のところを読んでください。

**12. 同じような種類のインシデントが、ある病棟で頻発しています。**
**13. 具体的な業務のやり方は病棟ごとで管理しています。**

　まず、インシデントが頻発している病棟の業務のやり方はどうなっているのかを調査、分析する必要があります。また他の病棟で発生していないのであれば、他の病棟のやり方を学ぶことも対策の1つです。そのときに「文書」を病棟間で「共有」できると改善は進みやすくなります。

　また、病棟ごとに文書を持っていると、病棟でルールを決め、病棟で個別に改善を進めます。改善していくことは決して悪いことではありませんし、がんじがらめに管理をしたいのではありません。せっかく病棟ごとに作成したベストプラクティスを、病院全体のベストプラクティスにしたいのです。病棟ごとに作成した文書であっても、病院全体で管理した方が、安全に業務をする上で、病院のため、職員のため、何より患者さんのためになるのです。病院全体で標準を定めることで、新しい人が入っても、部署異動があったとしても、同じ文書で同じ手順で業務を行うことが可能になります。作成した文書をどのように管理したらよいかは、「第2章」を読んでください。

**14. QCサークル活動や看護研究をしていますが、改善が定着しません。**
**15. 改善活動の結果が手順やマニュアルに十分に反映されていません。**

　病院では、QCサークル活動や看護研究など、さまざまな改善活動や委員会活動に多くの時間を使い、改善活動を進めています。ところが、せっかく改善されたやり方が2、3年後には元のやり方に戻っていたり、他の病棟には展開されなかったりすることをよく見かけます。改善を定着させるコツは、やり方を変えたら、「文書」を「改訂」し、それを「承認」し、「周知」することです。

**16. マニュアルの最新版を探すのが大変です。**
**17. 文書を保管する方法が院内で決まっていません。**
**18. 文書の原本を管理することに手間がかかります。**

　紙でマニュアルを管理している場合、作成した日が書かれていないため最新版かどうかわからない、という場面を見かけます。また、最近ではパソコンでマニュアルを作成することがありますが、同じファイルがあちこちのフォルダにあり、どれが最新版か探すのが大変だという場面もよく見かけます。

☞ 12〜18で「はい」を選択した方へのアドバイス

　これらの問題は「文書」の「一元管理」に関することが原因となっています。詳細は「第2章 5 文書を一元的に管理する」を読んでください。

19. 病院機能評価の審査の後は、次の審査の準備まで作成した文書を使いません。
20. 病院機能評価の審査のときは、病院機能評価の審査のためにマニュアルを作成します。
21. 審査（病院機能評価や保健所など）のたびに、その審査のためのマニュアルを作るので、正直大変です。
22. 新人教育のたびにマニュアルを作成します。
23. 勉強したい業務の文書がない、ということがあります。

　「文書」は業務を習得するとき、業務を振り返るとき、改善するときの基盤になるものです。ですので、さまざまな審査の準備だけのために「文書」を作成することには意味がありません。皆さんも意味がないことを理解しながらも、仕方なく審査ごとに準備をしていたのだと思います。

☞ 19〜23で「はい」を選択した方へのアドバイス

　「文書」を作成するときに、審査等で要求されている内容を、実際の業務内容に盛り込むことが重要です。そのためには、「文書」を業務ごとに整理することが重要です。詳細は「第2章 4 文書を体系的に管理する」を読んでください。

24. 部署ごとで文書を管理しています。
25. 病棟によって機能が違うので、マニュアルは各病棟で別々に作る必要があると思います。

　内服与薬業務を例に考えてみましょう。入院患者の内服与薬業務は、医師の指示に始まり、薬剤師の調剤業務、看護師の配薬業務、さらには薬剤管理指導業務など多岐にわたり、多職種の人が介在して業務が行われています（次ページ図）。

　そのような業務について、単独の部署だけで文書を作成して管理した場合、どのような問題が発生するでしょうか。指示受けから配薬までの文書を看護部で作成し、調剤・監査の文書を薬剤部で作成し、それぞれが自分の部門で管理しているのをよく見かけます。

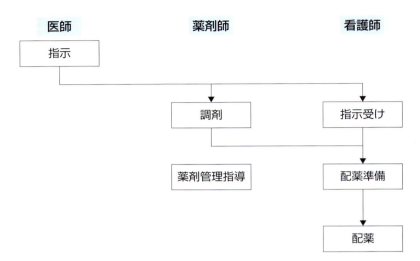

図　入院患者の内服与薬業務の流れ

　また、看護部もそれぞれの病棟で、バラバラにやり方を文書にしているのもよくあることです。それにより薬剤部のやり方が病棟ごとに違う、ということも発生し、インシデントの分析が困難になっていることもあると思います。
　看護師は、数年で配置換えもあるでしょう。患者の疾患も多様化し、1人の医師だけで診療されることは少なくなっていると思います。そのような現状において、病棟ごとに業務、文書を管理してよいのでしょうか。病院全体でどのような業務にするのかを考える時期にきていると思います。

## 26. 院内に類似のマニュアルがすでにあるかどうかはあまり気にせずに、マニュアルを作成しています。

　これもごく自然な考えだと思います。すでにマニュアルがあるのに、改めてマニュアルを作成するのは、かなり無駄な作業です。また皆さんは、それらのマニュアルをどう整理するか、これまであまり考えたことがないのだと思います。

## 27. 医師の技術的なやり方は文書にしていません。

　例えば、術後の縫合の方法まで文書化するようなことは求めていません。しかし、医師が行ったさまざまな業務は、そのあと他の部門が引き継いで対応していくことになります。そのつなぎ目でインシデントやクレームなどが発生することがたびたびあります。業務のつなぎ目を文書にすることは可能だと思います。

### 28. ガイドラインにそってやっているので、マニュアルを作成しなくても特に問題ありません。

　どのガイドラインに沿って業務を行っているのか、という意味ではそのガイドラインを文書として管理する必要があります。病院として、いつどこから提唱されたガイドラインなのかを把握しておく必要があります。

### 29. 管理すべき部門・委員会があいまいな文書が存在しています。

　院内で作成した文書であれば、管理する部門・委員会が存在するはずです。また、関連する部門・委員会も当然あると思います。

---

☞ 24〜29で「はい」を選択した方へのアドバイス

　文書を整理する方法には多様な視点があります。詳細は、「第2章 4 文書を体系的に管理する」を読んでください。

　また、業務の流れを見える形にすることで業務全体が見えてきます。その手法については、「第2章 2 業務を可視化する手法：プロセスフローチャート（PFC）の活用」を読んでください。

### 用語の定義

● ISO9001
　国際標準化機構（International Organization for Standardization）が制定した質マネジメントに関する国際規格。質のよい製品・サービスを提供するために、組織が最低限やらなければならないことが制定されている。

● 内部監査
　組織内部の方々で実施される品質監査であり、本文中では特にISO9001で要求されている内部監査のことを指す。なお、品質監査とは、製品・サービスを生み出しているプロセスやＱＭＳが妥当であるか、適切かつ有効に機能しているかをチェックする組織的活動である。

● グループウェア
　組織や集団の内部で情報を共有したりコミュニケーションを取ることができるソフトウェアのことをいう。

● JCI
　Joint Commission Internationalの略で1994年に設立された医療機能評価機構。「医療の質と患者安全の継続的な改善」を目的として、世界の医療機関および政府機構を支援している。

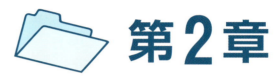

# 第2章
## 文書管理について理解しよう

# 1 QMS（Quality Management System）とは？

　QMSとは、Quality Management Systemの略であり、日本語では質マネジメントシステム（品質マネジメントシステム）のことを指します。「ISO9001」は代表的なQMSモデルの1つです。

　病院におけるQMSとは、すなわち「質が高く安全な医療を提供するための仕組み」です。ここで、医療における「質」をひと言で表現することは難しいですが、例えば、患者やその家族だけでなく、自治体や政府も含めた顧客に対して、満足してもらえる医療を提供することといえるでしょう。また、病院には理念や目標があり、それらの達成が質の高い医療を提供することであるともいえます。

　こうした医療の質、あるいは病院の理念や目標を実現するためには、あるひとりの名医や、特定の職員の活躍や頑張りだけでは不十分であり、組織全体としての活動が必要です。

　医療サービスを考えてみると、働くスタッフ、そこで用いられる医薬品や医療機器、また、電気・ガス・水道などのインフラも含めたさまざまなもの（＝インプット）を活用し、業務を遂行しています。そして、その結果として、ねらったとおりの医療サービス（＝アウトプット）を提供していくためには、それらのインプットの関係を整理し、組織で共有することが必要になります。

　この、インプットをアウトプットに変換していく一連の活動が、「プロセス」です（図1-1）。そして、「質マネジメントシステム」は、目標を達成するためのプロセスをつくりあげることをねらいとしています。

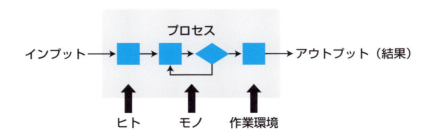

図1-1　インプットをアウトプットに変換する「プロセス」

## ● プロセスを見える形に表す

　QMS において、プロセスは重要な役割を果たします。例えば、薬をどのように患者のもとへ届けるかを明らかにした与薬手順書なども、プロセスを具体化したものです。与薬手順は、ほとんどすべての病院で文書化されていることでしょう。すなわち、すべての病院において「QMS が構築されている」ことになります。

　もちろん、安全で質の高い医療を提供するために最も重要なのは、医療知識や診療技術です。しかし、知識や技術を活用し、日常のなかで存分に発揮できるようにするためには仕組みが必要であり、それが QMS の役割なのです。

　QMS という仕組みの中では、プロセスが重視されます。そのため、プロセスを記述したものが必要です。本書では、これを「文書」と呼びます。「マニュアル」、「手順書」や「標準」、ISO 9001：2015では「文書化した情報」と呼びます。

　文書というと、紙に印刷した文章をイメージするかもしれませんが、媒体に制限はありません。電子化されたファイル、あるいは動画や音声といった形もあり得ます。重要なのは、プロセスを「見える形にしたもの」であることです。

## ● 文書が見えれば管理ができる

　1章のチェックリストで、皆さんにさまざまな質問をしています。これは、皆さんの職場に文書が存在しないのではなく、さまざまな種類の文書があふれていると想定しているからです。同じプロセスを表しているはずの複数の文書が存在したり、現状のプロセスとはかけ離れた内容の文書が、書き換えられないまま残っていたりすると、人によってやり方が異なり、その質を管理することは不可能に思えます。

　例えば、内服薬の投与に関する手順書が病棟ごとに異なり、それらとは別に薬剤部専用のものが存在しているとしたら、どうでしょうか。薬剤部のやり方は、それぞれの病棟のちがいに対応したものではないかもしれませんし、ある病棟の手順書は 2 年前のものがそのまま残り、いまでは病棟薬剤師の役割が変わって、書かれている内容と実際の手順が異なっているかもしれません。

　そうならないための活動として、「文書管理」があります。現状で最善と考えられるプロセスを記述した、組織が認めた最新の文書に沿って業務を実施し、さらに改善した結果を文書に反映させ、それが必要な人びとに共有されることが重要です。文書管理の意義については、後でもう少し詳細に見ていきたいと思います。

# 2 業務を可視化する手法：プロセスフローチャート（PFC）の活用

　プロセスを可視化する方法の1つに、プロセスフローチャート（Process Flow Chart：PFC）があります。プロセスの流れやつながり（フロー）を図式化（チャート）することにより、全員の共通の理解を可能にするものです。また、プロセスがこれでよいかを検討しやすくなり、改善が進めやすくなります。

　特に医療業務では、いろいろな部門がさまざまなタイミングで1つの業務に関わりますが、他部門がどこまで、何をしてくれているのか、全体としてどのように業務が流れるのかについては、各部門が作成している文書に書かれていないことが多いのではないでしょうか。関わる部門やタイミング、条件などを明らかにし、全体としてどのように業務が進んでいるのかを大まかに把握することは重要であり、質の管理に欠かせません。

## ● PFCを書いてみよう

　それでは、プロセスフローチャートの描き方を簡単に説明していきます（図2-1）。

　内服与薬業務を例に考えてみましょう。入院患者の内服与薬業務は、医師の指示に始まり、薬剤師の調剤業務、看護師の配薬業務、さらには薬剤管理指導業務など多岐にわたり、いろいろな職種の人が介在して業務が行われています。これらの業務がそれぞれどのように関わっているのか、誰がその業務を実施するのかを明らかにして整理するために、PFCを描いていくわけです。

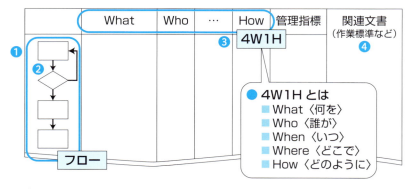

図2-1　プロセスチャートの書き方

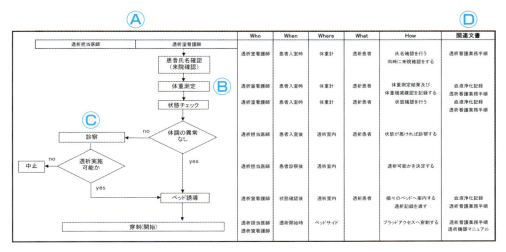

図2-2　透析室業務のPFCの例

　まずは、それぞれの業務を意味のあるまとまりに分けます（❶）。そして、四角や菱形を組合せて、フローとして記述します。フローは、まずプロセスの始まりと終わりを明確にし、その間に行われる作業は四角、判断は菱形で表現します（❷）。さらに、前後関係は正しいか、実際に行っている業務と異なっている点はないか、などをチェックした上でフローを完成させます。

　つぎに、4W1H（What、Who、When、Where、How）を明らかにします（❸）。決まっていないときは、空白のままにしておきます。複数の候補がある場合には複数列挙するなど、現状をありのままに表現します。

　最後に、それらがうまくいっているかを確かめるために用いる管理指標を設定し、詳細な作業方法を別資料として作成し、関連文書として記載（❹）することでプロセスフローチャートが完成します。

　このPFC作成の過程で、まずは問題点を明確化することができます。例えば、業務の中のあいまいな部分や病棟間のちがいが浮かび上がり、現状で問題のある部分の発見につながることが期待できます。

　透析室の業務について作成したPFCの一部を、図2-2に示します。ここでは、受付け等を済ませた患者が透析室に来室してから、透析を開始するまでの流れを示しています。

　フロー（Ⓐ）では、看護師と医師との役割を分担して記述しています。状態を把握するために体重を測定する（Ⓑ）ことや、その後にどのようなときに医師は診察すべきか（Ⓒ）を記載します。

　体重測定の精度がよい状態であるかを見守るためには、再測定率や前回との差の

ばらつきを管理指標とすることができます。そのほか、透析可否の判断を医師がチェックしていることを確かめるために、月間の開始前診察件数を測定することもできます。透析開始時に、透析機器の操作マニュアルを実際にみることはないですが、トラブル時の対応や業務の検討時には参照する必要があるため、関連文書として記載（Ⓓ）しています。

## ● PFC の作成を通じた標準化

　プロセスを可視化し、作業内容と手順を明らかにする活動を、標準化と呼ぶこともできます。標準化によって、ポイントを押さえてトラブルを避けること、病院全体の視点に立って効率のよいやり方にすること、そして改善をすすめるためのベースとすることができます。

　標準は、「一度作ったら終わり」ではありません。また、業務を監督する立場の人が、現実の業務から離れて作成するものでもありません。使われない標準がある現場では、標準化の効果が現れないだけでなく、使わなくてもよいといった誤解を招くことがあるため注意が必要です。新人教育用に、「なぜこのようなやり方になっているか」を説明する標準があってもよいでしょうし、現場に掲示するために必要な最低限の情報を整理したものを作成することもあるでしょう。

　標準化を進めるにあたって重要なのは、PFC などを用いて業務を表現するスキルと、業務に対する深い理解、そして病院全体の視点から最もよいやり方を検討できることです。標準をつくると、院内の業務をチェックできるようになり、教育資料とすることもできます。すなわち、QMS の構築に役立てることができます。さらに、不具合が発生した際には、業務が標準通り行われたかを分析することで、対策の立案が可能となります。例えば、問題箇所における要因と対応策を検討する際には、そもそも標準がなかった、標準に問題があった、標準を守れていなかったなど、業務プロセス全体を見渡し、職種間で検討することも可能です。

# 3 なぜ文書管理が必要か

　これまでにも述べましたが、QMSでは、プロセスの確立を重要視しています。そのためには、皆で業務を検討し改善していくことで、より理想的なプロセスにしていくことが求められます。

　例えば、ある仕事のやり方が暗黙のうちに決められていて、スタッフ全員がそれに従っているとします。その場合、新人が加わったときに、すべてを漏れなく共有することは難しいでしょうし、そのような状態で数年が経過した後には、本来のやり方の維持さえ怪しくなります。なぜこのようなやり方になっているかわからなくなったり、やり方に不明確な部分が出てきたりして、何かトラブルがあったとき、どこが問題なのかを検討することも難しくなります。

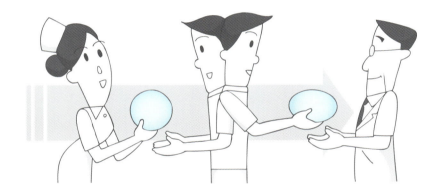

　また、思いついた人がそれぞれ勝手に文書を作成してしまうと、同じような内容の複数の文書が存在することになり、変更もそれぞれ勝手に行われます。そうすると、先ほどの状況よりもさらに悪いことに、そもそもどれが業務の本来のやり方なのか、わからなくなってしまう事態にもなりかねません。

● **同じプロセスを共有し、維持する**

　だからこそ、プロセスに着目して業務を可視化し、共有することが重要なのです。はじめから完璧なやり方に従って業務を行うことは不可能ですから、まずは皆で同じ方法に統一し、問題があれば変更し、改善していきます。そして、業務の方法や手順を変えるときには、しかるべき人たちがこれで問題ないと判断したうえで、皆に変更したことを知らせ、皆で同じように変更することが必要です。これを行うことで、最新のプロセスにそった業務の実施が可能になります。

　プロセスを目に見えるようにすることで、よりよいプロセスの検討や、現状また

は改善したプロセスを組織で共有することが容易になるでしょう。これが文書管理を行うことの意義です。地道な活動ではありますが、うまく文書が管理されていないと困ることは、理解していただけるのではないかと思います。

また、意義というほどのことではなく、当たり前に感じるかもしれませんが、この活動をしっかり行っておくことで、「改善すること」と「改善の効果が薄れるのを防ぐこと」の両方を可能にします。

### ● 文書を組織で管理する

ここまで述べてきたことを、文書を中心にして整理してみましょう。

新しい診療科の立ち上げや、医療機器の購入などがきっかけとなって、ある業務をスタートするとします。その業務を実施するために、一連の文書が作成されます。作成された文書は、その文書の影響を受ける人やその業務を管理する人たちの了解を経て（承認）、正式に採用されます。文書に基づいて業務を実施する人や、その業務が正しく行われているかを監督する立場の人など、文書の内容を知っておくべき人たちに幅広く知らせたうえで（周知）、業務を開始します。

その業務の出来映えを評価し、観察を続けます。出来映えに問題があった場合には、よりよいやり方を検討し、文書を変更します。変更する際には、先ほどと同様に変更した文書の承認を経て、周知します。そして、実施しなくなった業務については、関連する文書を確実に廃棄し、利用できなくすることも必要です（図3-1）。すなわち、必要な文書のみを、正しく効率的に参照できる仕組みを持つことが文書管理の目的であり、それによって業務を効率的に実施し、質を高めることができるというのがその意義です。

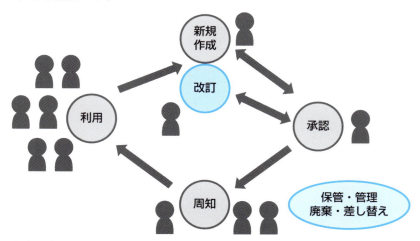

図3-1　文書の流れ

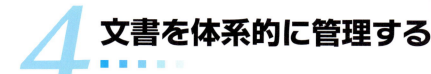

# 4 文書を体系的に管理する

## 4-❶ 3つの管理レベルに分ける

　業務を文書化し管理していくとき、困難な点の1つに、文書数の膨大さが挙げられます。すべての文書の細かい内容に至るまで、一人で責任を持つ必要はありませんが、どのような文書を保有しているか、全体像を理解し、改善に向けた検討ができることが重要です。そのためには、文書を内容に基づいて分類し、整理をすることが有効です。

### ● 文書の階層を考える

　整理の方法はいろいろありますが、全体像を把握し、関連性を理解するためには、階層に分けて整理すると理解しやすいでしょう。ここでは、それぞれの文書が関わる範囲に従って3つの管理レベルに分けて整理をしてみます（図4-1）。

　まずは、一次管理レベルとして組織全体に関わる共通事項、取り決め、ルールなどを整理します。病院の理念を表したものや人事規程などがこの分類に属します。組織のほとんどすべての人に影響する文書グループです。

　つぎに、二次管理レベルとして複数の部門・部署に関わる共通事項、取り決め、ルールをまとめます。先ほど例として挙げた入院患者に対する与薬業務の文書は、医師・薬剤師・看護師を含めた複数部門が関わるので、このレベルに属します。

　そして、個別の部門・部署に関わる事項、取り決め、ルールを三次管理レベルとします。このように整理すると、ある一人のスタッフに関連する文書は、所属する部門に応じた三次管理レベルのすべての文書、二次管理レベルのうち関連する文書、そして一次管理レベルの大半の文書となり、比較的容易に把握できます。

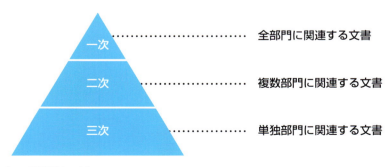

図4-1　3つの管理レベル

## ● 一覧表で管理する

　このように分類してレベル分けをしたうえで、これらの文書を管理していくには、"わかりやすく整理した一覧表"があると便利でしょう。ここで必要なのは、病院内に存在する文書を単にリスト化したものではなく、どのような文書があるのか、全体が見渡せるような一覧表です。一覧表を作成するメリットは以下のとおりです。

❶ どのような業務の文書がどのぐらいあるかがわかる
❷ 誰が責任をもつべき文書かがわかる
❸ どのような書式で書かれた文書かがわかる

　また、文書を管理する上で重要な、文書一覧表（100ページ図2-1参照）にも追加しておくべき情報である、文書のタイプ分け、関連部署の把握、業務内容との関連づけなどについて、引き続き説明していきます。

表4-1　文書のタイプによる分類

| タイプ名 | 定義 | 例 |
| --- | --- | --- |
| 規定、基準 | 当該業務の実施・運用の基本的事項を記述した文書 | 業務分掌規定、組織運用規定、○○管理規定 |
| プロセスフローチャート（PFC） | 当該業務の目的達成のために実施される一連のタスクの流れを記した文書 | 外来診療PFC、入院診療PFC、注射・点滴PFC、検体検査PFC、輸血PFC |
| 手順書、マニュアル | 当該タスクを実施するための詳細な手順、方法を記述した文書 | 外来予約手順書、検体検査受付手順書、患者確認手順、注射器取扱いマニュアル |
| 技術標準 | 当該タスクを実施するための技術的内容を記述した文書 | クリニカルパス、各種手技、採血方法 |
| 帳票 | 当該業務を実施する際に使用する帳票、ワークシート類 | 注射ワークシート、リハビリ依頼箋 |
| 外部文書 | 当該業務を実施にあたり必要となる、外部機関が作成した文書 | ○○集、医療雑誌、○○ガイドライン |

## 4-❷ 文書タイプを整理する

　文書化して持っておくべき情報にはさまざまなものがあり、内容によって表現方法や記述方法は異なります。例えば、プロセスフローチャート（以下、PFC）は、一連の流れを記述するときに用いられます。一方で、注射業務のためのワークシートなどは、PFC形式ではなく、別の方法を使った見やすいフォーマットが作成されます。この書式は、帳票と呼んで管理します。

　表4-1は、一般的な文書のタイプとその内容、具体例を示したものです。呼び方は施設によって異なるかもしれませんが、おおよその分類はおわかりいただけると思います。皆さんがお持ちの文書も、タイプ別に分けて把握してみてください。

## 4-❸ 主管および関連の部門・委員会を決める

　それぞれの文書は、内容に責任を持つべき人を明らかにしておくことが必要です。文書を作成・変更する際に中心的な役割を担い、その内容に責任を持つべき人たちを「主管部門」と呼んでいます。その主体が委員会などであれば、主管委員会と呼ぶべきかもしれません。それらの部門・委員会に加えて、その文書の内容に関連している人たちを関連部門・委員会として明らかにします。

　主管部門は、その業務における中心的な役割を持つ人たちが務めることになるでしょう。実際の文書作成にも責任を持つことが多いので、主管部門という立場を引き受けたくないと思うかもしれませんが、自分たちの知らないところで業務が決められたり、変えられてしまったりすると、思わぬ負担が追加されても文句を言えないなど、いろいろ不都合な事態も起こります。押し付け合いになったら、いっそ自ら積極的に名乗り出て、業務の内容をコントロールするくらいの気概を持つのもよいかもしれません。

　これらの人たちを中心として、文書の作成・変更を検討していくことになり、文書を管理していくための情報として、主管／関連部門はとても重要です。

# 4-❹ 業務分類にひも付ける

　PFCと、それに関連する手順書のように、1つの業務を表現するために用いる文書が多岐にわたることがあります。それらをひとまとめにして、ある業務に関連している文書として整理することも有効な方法です。例えば、与薬業務を見直すにあたり、関連する文書の整合性を検討したい場合に、与薬業務関連の文書をひとまとめにして取り出せるよう、それぞれの文書に業務分類を対応させておくと便利です。

　業務分類としては下記のようなものがあり、詳細は巻末に「業務分類一覧表」として掲載しています（178ページ）。この分類は、病院で行われている業務を構成するプロセスを網羅的に整理しており、院内の文書は、いずれかの業務分類にひも付けることができます。これを各文書に対応させておくことで、業務単位での管理が容易になります。

### 診療系業務
- 外来診療業務：受付、問診、診察、処置、検査、次回予約、会計など
- 入院診療業務：入院準備、検査、治療方針、説明と同意、治療実施、退院・転院など

### 支援系業務
- 人の管理（教育・訓練、採用）
- モノ（薬剤、材料、器具、機器）の購買、維持・保存管理
- 院内環境（作業環境、院内感染予防、病床管理）の管理
- 情報管理（診療録、情報システムなど）

### 経営・マネジメント系業務
- 病院方針・目標の立案・評価、委員会などによる改善活動など

# 4-❺ 引用／被引用関係を明らかにする

　業務ごとに文書を整理するといっても、1つの文書のみでその内容をすべて書き切るのは不可能といってよいでしょう。そのため、詳細な手順は別の文書に記すことになります。例えば、PFCに全体の手順を描き表して、詳細な手順書を別に作成するような場合が考えられます。

　また、業務と業務の間には、互いに関係があります。例えば入院時のオリエンテーション資料には、会計手続きの方法や、売店の営業時間、お見舞いの方法などさまざまな情報が含まれています。そして、退院時の会計の締切時間を変更するとか、クレジットカードを新たに利用可能にする際には、会計に関連する手順書の更新だけでなく、入院時オリエンテーション資料も含めて変更しなければなりません。

　このような関係を事前に明らかにしておけば、文書に改訂があった際の変更の抜け漏れを防ぐというメリットだけでなく、変更を検討する際にも、影響を受ける他のプロセスを取りあげることができます。さらに、業務を覚える際にも、それぞれの関連を踏まえたうえで学習することで、他部門の仕事を含めて理解できたり、全体像を把握したうえで自らの業務の位置づけを認識できたりします。

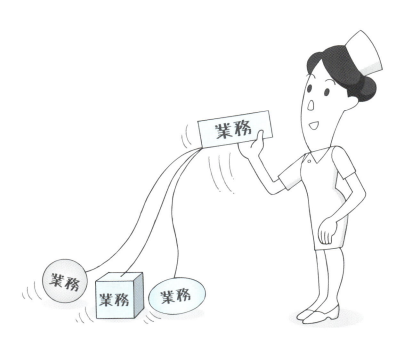

# 5 文書を一元的に管理する

　最後に、どのように文書を管理すべきか、ということについて考えたいと思います。これまで述べたように、管理すべき対象は、PFC や手順書、帳票など多岐にわたります。そして、これらを一次、二次といったように階層的に整理することや、それぞれの関係を表すために引用関係を明らかにすることも、管理を容易するためには有効です。そして、さらに管理を簡単かつ確実に行うためには、これらの情報を一箇所でまとめて管理すること、すなわち一元管理が有効です。

　紙に印刷して管理することも、もちろん不可能ではありません。しかし、変更した場合に、これまでの内容が印刷された紙をすべて回収し、新しい文書を配布するといった流れを、すべての文書に対して確実に実施するのは難しく、変更される前の文書と現在有効な文書が混在したり、そもそもどれが正しい文書かも分からなくなったりしてしまいます。

　また、パソコンやネットワーク上のどこかに、共有するためのフォルダを作成し、文書を保存する場合もあるでしょう。この場合も管理は不可能ではありませんが、名前の付け方がばらばらになって、文書の内容とファイル名が対応しなくなります。さらには、どのフォルダにどの文書が入っているのかがわからなくなってしまうだけでなく、共有フォルダ上での文書を作成し始めると、ファイル名が「与薬手順書【最終版】ver.3」などといったように、完成しているのかどうかや、最新版なのかどうかの判断のつかない文書になってしまいます。

　これらの不要な混乱を避けるためには、文書をまとめて管理して、文書の制定、改訂、廃止、周知徹底などのサイクルをまわすことが必要です。そのための IT 支援システムとして、文書管理支援ソフトを導入することも、有効な手段の1つといえるでしょう。

> コラム **文書管理支援ソフト導入のメリット**

# 管理・活用を効率化する
# 文書管理支援ソフトの主な機能

　文書管理支援ソフトを利用することは、紙媒体やグループウェアでの文書情報の共有などに比べ、運用において多くのメリットがあります。ここでは、電子的に文書の一元管理、そして体系管理を実現する文書管理支援ソフトの主な機能を紹介します。

## ● 文書のプロセスと体系管理

　これまで述べてきたように、文書には1つひとつに「新規作成・改訂」から「承認」、「検索・活用」、「周知・利用」といった一連のプロセスが存在します（28ページ図3-1参照）。
　一般的に、文書管理支援ソフトでは文書を登録し保管するためのストレージ、文書の承認履歴を残すためのワークフロー、検索機能など、文書のプロセスを管理するための機能を備えています。
　一方で、膨大な数の文書を効率的に活用するためには、文書を一元管理するだけでなく、体系的に管理するための機能が重要となります。

## ● 文書管理支援ソフトの主な機能

　例えば、富士ゼロックスシステムサービスの文書管理支援ソフトでは、文書の体系管理を実現するために以下のような機能を備えています。

・業務分類などの体系情報・属性情報の管理
　　属性情報は、文書管理を適切に行うために必要となる事項であり、文書ごとに付与される情報です。文書タイプ、管理レベル、主管部署の情報をはじめ、業務分類を属性として付与することができ、業務単位での管理を行うことが可能となります。
・本文や属性情報を活用した検索
　　キーワードをもとにしたタイトル・本文検索のほか、文書属性を検索条件に指定することもでき、必要な文書へのアクセスが容易となります（次ページ図

5-1)。

・文書の改訂頻度や閲覧ログの集計

　文書管理支援ソフトには、文書のバージョン履歴、いつ誰が登録・更新を行ったのか、どれくらいのユーザーが文書を閲覧しているかなどの情報が蓄積されており、文書がアクティブに管理されているのか、また有効に活用されているのかを把握することができます。

・マトリクス表示による管理状況の可視化

　文書に業務分類や主管部署の属性情報を付与することで、どの部門のどのような業務に、どれくらいの文書があるのかをシステムで集計し、マトリクス表示をすることができます。これにより、文書の全体像が可視化され、各部門の管理状況の把握や、改善のポイントを見つける手がかりとなります。

　このように、文書を一元管理することはもちろん、文書体系管理の機能があることで、必要な文書へ正しく効率的にアクセスできる仕組みが実現できます。

　また、紙では把握することが難しいリアルタイムでの管理状況や文書の利用頻度など、文書管理支援ソフトのデータベースに蓄積された情報を集計・分析・利用することにより、業務の改善を進めるための基盤づくりが可能となります。

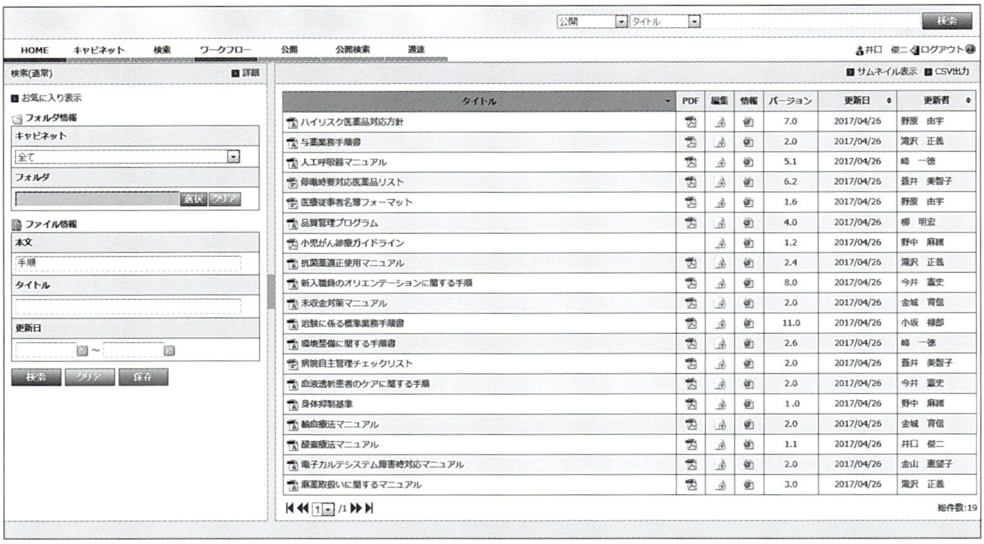

提供：富士ゼロックスシステムサービス株式会社

図5-1　文書管理支援ソフトの検索結果画面のイメージ

### ◆第三者評価制度で要求される「文書管理」

　第1、2章に出てくる医療の質マネジメントに関する第三者評価制度には、病院機能評価、ISO9001、JCI（Joint Commission International）があります。それぞれの規格で、文書管理についてどのようなことを要求されているかを見てみましょう。いずれの評価制度においても、第2章で解説している文書の一元管理、体系管理は必須です。

#### 病院機能評価 評価項目〈3rdG:Ver1.1〉[1)]

**4.1.5　文書を一元的に管理する仕組みがある**

【評価の視点】
・病院として管理すべき文書が明確にされ、一元的に把握・管理する仕組みがあることを評価する。

【評価の要素】
・文書管理規程
・文書を管理する部署または担当者
・院内文書の一元的管理
・作成責任者および承認の仕組み
・改訂履歴

#### ISO9001:2015（JIS Q 9001:2015）[2)]

**7.5　文書化した情報**

7.5.1　一般
　組織の品質マネジメントシステムは、次の事項を含まなければならない。
a）この規格が要求する文書化した情報
b）品質マネジメントシステムの有効性のために必要であると組織が決定した、文書化した情報

注記：品質マネジメントシステムのための文書化した情報の程度は、次のような理由によって、それぞれの組織で異なる場合がある。
　　　―組織の規模、並びに活動、プロセス、製品及びサービスの種類
　　　―プロセス及びその相互作用の複雑さ
　　　―人々の力量

7.5.2　作成及び更新
　文書化した情報を作成及び更新する際、組織は、次の事項を確実にしなければならない。
a）適切な識別及び記述（例えば、タイトル、日付、作成者、参照番号）

b) 適切な形式（例えば、言語、ソフトウェアの版、図表）及び媒体（例えば、紙、電子媒体）

c) 適切性及び妥当性に関する、適切なレビュー及び承認

7.5.3　文書化した情報の管理

7.5.3.1　品質マネジメントシステム及びこの規格で要求されている文書化した情報は、次の事項を確実にするために、管理しなければならない。

a) 文書化した情報が、必要なときに、必要なところで、入手可能かつ利用に適した状態である。

b) 文書化した情報が十分に保護されている（例えば、機密性の喪失、不適切な使用及び完全性の喪失からの保護）

7.5.3.2 文書化した情報の管理に当たって、組織は、該当する場合には、必ず、次の行動に取り組まなければならない。

a) 配付、アクセス、検索及び利用

b) 読みやすさが保たれていることを含む、保管及び保存

c) 変更の管理（例えば、版の管理）

d) 保持及び廃棄

　品質マネジメントシステムの計画及び運用のために組織が必要と決定した外部からの文書化した情報は、必要に応じて特定し、管理しなければならない。適合の証拠として保持する文書化した情報は、意図しない改変から保護しなければならない。

注記：アクセスとは、文書化した情報の閲覧だけの許可に関する決定、又は文書化した情報の閲覧及び変更の許可及び権限に関する決定を意味し得る。

## JCI 認定基準（第5版）[3]

### 文書の管理と実施

● 基準 MOI.9

　方針、手順、プログラムを含む書類の文書は一貫性のある統一された方法で管理されている。

● MOI.9の趣旨

　方針および手順は、組織の臨床面および非臨床面の機能について統一された知識を提供することを目的としています。書面の文書は病院のすべての方針、手順、およびプログラムがどのように確立され監督されるかの指針となります。この指導的な文書には以下の重要な要素が含まれます。

a) すべての文書が発行前に権限を持つ人物によりレビューされ承認される

b) 文書のレビューと継続的な承認についてのプロセスと頻度

c) 最新の関連性のあるバージョンの文書のみが利用できるように管理する

d）ドキュメントの変更内容をどのように特定できるか
e）文書の同一性と認識のしやすさの維持
f）外部からのドキュメントを管理するプロセス
g）廃止文書について、誤って使用されないように管理しながら、最低法令で求められる期間保持する
h）流通しているすべての文書の確認と追跡
　　方針、手順、およびプログラムを確立し、維持するためのこれらのプロセスが実施されています。

● MOI. 9の測定項目
1．少なくとも趣旨のa）からh）を含む、方針、手順、およびプログラムを確立し、維持するための要件を定義する書面の指導的な文書が存在する。
2．たとえば、すべての方針など、同様の文書すべてについて標準化された形式が存在する。
3．指導的文書の要件が病院全体にわたって方針、手順、およびプログラムに組み込まれ、これらに示されている。

【出典】
1）公益財団法人 日本医療機能評価機構、病院機能評価機能種別評価項目〈3rdG:Ver.1.1〉評価の視点／評価の要素、2014年9月30日版
2）一般財団法人 日本規格協会、JIS Q 9001:2015 品質マネジメントシステム―要求事項
3）Joint Commission International、病院向け Joint Commission International 認定基準、Japanese、第5版、2014年4月1日

# 第Ⅱ部

## 文書管理の導入・推進 5ステップガイド

# ◆文書管理の導入・推進 5ステップガイド

　文書管理を病院内に導入・推進するためには、以下に示す5つのステップを踏むことが必要です。

- ステップ1 　導入体制の準備
- ステップ2 　文書体系の構築
- ステップ3 　文書管理システムの設計
- ステップ4 　文書管理システムの運用
- ステップ5 　文書管理システムの継続的改善

　"仕事は段取り八分"と言われるように、文書管理を院内に円滑に導入・推進するためには、そのための準備、基盤づくりが必要不可欠であり、ステップ1 の導入体制の準備がこれに該当します。ここがうまく行かなければ、後々大きな問題が発生することになり、このステップでの手抜きは致命傷になりかねません。

　文書管理の導入・推進のための基盤づくり、準備が終われば、文書管理の導入・推進のための活動が本格的にスタートします。まず大事なことは、管理すべき文書を明確にすることです。院内にまったく文書がないということは稀であり、多かれ少なかれ何らかの文書が既に存在していると思います。しかしながら、どこにどんな文書があるか、最新版の文書はどれか、文書の元データを誰が保有しているか等は曖昧で、体系的に整理されていないことが多いのです。そこで、ステップ2 の文書体系の構築においては、院内に散在しているこれらの文書の棚卸をし、管理すべき文書をリスト化することになります。

　管理すべき文書が明確になれば、次はそれを院内でどのように管理するのかを決めなければなりません。言うなれば、文書管理のルール、仕組みを構築するのがステップ3 です。ここでいう文書管理の仕組みの中には、DMS（Document Management System）といわれるIT支援システムも含みます。

　ステップ3が終われば、いよいよ次のステップ4 の文書管理システムの運用を

開始することになります。ステップ3で文書管理のルール、仕組みをつくりましたが、その通りに院内の関係者が実施できなければ意味がありませんので、そのための教育がここでは欠かせません。また、院内のすべての部署での全面的な運用を一気に開始すれば、仮にそこで問題が起きれば医療現場に大きな混乱をきたすことが懸念されますので、試行的な導入から始めて、段階的に本格運用に移行することが大事です。

　ステップ4の文書管理システムの運用が本格的に始まれば、後はそれを維持していけばよいのですが、何もしなければ維持もできません。また、当初決めた文書管理のルールや仕組みがベストな方法であるとは限りませんし、実際に運用してみれば、運用方法の問題や改善点が見つかることも多々あります。したがって、最後の ステップ5 では、運用を始めた文書管理システムの維持と、その継続的改善のための活動を行うことが必要となるのです。

　このように、文書管理の導入・推進には5つのステップが必要です。本書では、各ステップで具体的に何を実施すべきかについて、サブステップに展開してあります。ここからはステップごとに、詳細なサブステップの解説と、文書管理に実際に取り組んだ担当者による病院での事例を紹介していきます。

# ◆ステップ1　導入体制の準備

　ステップ1の導入体制の準備は、文書管理の導入・推進の5ステップの最初のステップです。このステップでのアウトプットは以下の3点に尽きます。

❶病院の経営・幹部層が文書管理の重要性を理解すること
❷自病院の現行の文書管理の仕組みの問題点、課題が何であるかを認識すること
❸文書管理を導入・推進するための推進体制、スケジュールを明確にすること

　❶は文書管理に限らずあらゆる活動で必要なことですが、院内のあらゆる階層の部門に文書が存在していることから考えればわかる通り、とりわけ文書管理は全部署による関与が必要不可欠な活動となるため、とても重要なことです。
　文書管理が大事であるという共通認識が得られたら、次にやるべきことは❷の自病院の現行の文書管理の問題点、課題の明確化です。各病院によって文書管理の仕組みやそれが構築、運用されてきた経緯も大きく異なり、それによって何をどこから取り組むのかが変わってきます。したがって、自病院の文書管理の問題点、課題を直視することが必要です。
　現行の文書管理の問題点、課題を解決するためにどのようなメンバーの関与が必要で、具体的な活動をいつ誰が実施するのかを決めるのが❸です。

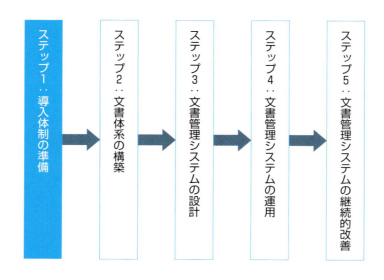

以上の❶〜❸を明らかにするため、ステップ1では具体的に以下の流れで実施していくことになります。

ステップ1-1　　導入を決心しよう

ステップ1-2　　問題点・課題を分析しよう

ステップ1-3　　推進事務局と体制を決めよう
　　　　　1-3-1　文書管理の対象範囲を決めよう
　　　　　1-3-2　文書管理システム導入のゴールをイメージしよう
　　　　　1-3-3　文書管理システム導入までのスケジュールを決めよう
　　　　　1-3-4　推進担当者を決めよう
　　　　　1-3-5　文書の承認者マップを作成しよう

　ただし、ここのステップで忘れてはならないことは、文書管理はQMSの1要素であり、自病院で何を達成したいのかについて、QMS全体としての方針や目標が明確になって初めて、文書管理の導入・推進が決定されるという点です。

## 1-1 導入を決心しよう

> 文書管理の導入・推進の最初のステップは、病院として文書管理の導入を決意することです。文書管理は、安全・安心な医療サービスを組織的に提供するQMSを構築するための重要な活動のひとつです。したがって、文書管理の導入を決意するために、文書管理を含めたQMS活動全体の目的を明確にし、その重要性や意義を理解することがまずは大切です。

### ● 文書管理の導入を決心するために必要なこと

　文書管理、そしてQMS活動は、ある部署、あるいは特定の誰かが頑張ればできるという取り組みではなく、病院全体を巻き込んでいかなければ進みません。

　医師であれば診療、看護師であればケアや医療補助といった、いわゆる通常の業務とは別に、PFCを作成したり、文書の一覧をまとめたり、手間のかかる作業が必要です。また、QMSの担当部署の新設や専従のスタッフの配置が、活動の成否を大きく左右します。そう考えると、人事や病院全体の運営の決定権を持っている病院幹部がQMSをなぜ自病院に導入するのか、文書管理を含めたQMS導入によってどんな効果が期待できるのかを理解していることが求められます。

　本書に登場する6病院は、QMSに取り組んだ背景はそれぞれ異なりますが、共通しているのは、次のような点です。

- 医療の質向上を病院経営の重要な理念、目標として掲げている
- 自病院の医療の質を上げるために取り組むべき課題、問題が何であるかを明確にしている
- 明確にした課題と問題点を解決する手段として、文書管理を含めたQMSの導入を位置付けている

## ● 各病院における文書管理導入のポイント

### ❶前橋赤十字病院

　前橋赤十字病院の特徴は、まず地道な医療の質・安全活動を長年展開してきたことにあります。その活動を進めるうえでキーとなったのが、このプロジェクトを担当された副院長（医師）と推進事務局の存在です。病院幹部へ継続的に理解を求めるためには、副院長クラスの医師がこの活動の意義を理解しておくことは重要です。

　また、その副院長の想いを理解し、現場に対して献身的にアプローチし続けた推進事務局の存在も、この活動を継続的に展開できた要因の1つでした。つまり、病院幹部に理解者が必要であることは勿論のこと、さらにその幹部の想いを理解した推進事務局があるとこのような活動は進みやすくなります。

　もう1つの特徴は、QMS活動を進める際に、PFCをツールの軸として使用してきていたことです。日頃行っている業務や問題と思われる業務をPFCで可視化し、病院内に文書を作る風土ができていました。

　人的にも組織風土的にもある程度準備ができた状態で、文書管理を組織的に始めることは理想的な形です。

### ❷古賀総合病院

　古賀総合病院では、病院機能評価取得と、それに続くISO9001による継続的なQMS活動を10年以上にわたって運用していましたが、QMS活動の明確な成果がなかなか得られなかったもどかしさを問題視し、文書管理を含めたQMS活動の再構築を決意しています。この病院では、何か問題があれば文書に戻って修正する習慣がすでにあり、院内全体に関わる文書については、TQM推進室で最新版を管理して各部門へ配布する仕組みが、ごく自然に実践されていました。この仕組みをベースとして、文書管理のさらなるレベルアップに取り組むこととしました。

　また、文書管理だけでなく、各部門が協力し組織的に改善を進めていく上で、QMS活動の成果を体感することは重要な要素です。そのために、方針管理（経営方針を効率的に達成するために、組織全体の協力のもとに、体系的に行われるすべての活動）を院内で本格的にスタートさせました。古賀総合病院では、文書管理と同時に、QMS活動の成果を体感させる方針管理を病院内で展開していくことで、QMSを再構築しようとしました。

### ❸川口市立医療センター

　川口市立医療センターでは、医療の質・安全に理解のある医師がまず問題意識を持ち、自ら院内の QMS 推進の実働部隊として活動しながら、さらに問題意識を高めていったことが、この病院の大きな特徴です。一番大きな問題意識は、QMS の重要な考え方のひとつである"プロセス指向（良いプロセスが良い結果を生む）"が欠けた業務改善活動になっていたということでした。このような問題意識への気づきから、文書管理は QMS 活動の基盤であるという認識を強め、当医師が経営幹部に積極的に働きかけることによって、その結果として文書管理の導入が決まりました。

### ❹大久野病院

　大久野病院の特徴は、院長自身が自病院の重要な経営課題として、医療事故の低減、医療の質の向上を掲げて、それを解決する方法を模索し勉強した結果、QMS がその解決に有効なアプローチであると知り、院長自ら QMS の導入を決意したことでした。そして、院長の強力なリーダーシップと決意のもと、他の職員への手本となるべく、院長自ら PFC の作成、文書の一元管理・体系管理を行ったことでした。それらの活動を実際に職員が目のあたりにし、見て、感じて、徐々に取り組んだことで QMS の基盤が培われました。そして、QMS が少しずつ院内で理解され、根付き始めた段階で、院長自らが推進してきた文書管理の事務局機能を、この後は看護部と事務部門の兼任者が一緒に担うことにしました。

### ❺城東中央病院

　城東中央病院では、第三者評価の受審だけでは自病院の医療の質向上には十分でなく、TQM 活動を推進する専門部署設置の必要性を感じて、それを実現しました。その後、QMS の再キックオフ宣言を行い、病院経営に役立つ QMS 構築を目指すことにした経営判断が、この病院の特徴です。また、そのためには各医療現場で実施している業務改善を病院全体に波及させ、標準化・統一化によって業務の効率化を図ることを目的に、電子的な文書管理支援ソフトの導入を決心しました。

### ❻埼玉病院

　埼玉病院では、大久野病院と同様に、院長の強力なリーダーシップのもと、病院の理念達成のためには、多職種がそれぞれ職分を果たしながら、互いに密に連携をして質の高い医療を提供する体制の構築が急務であると考え、その達成手段として

QMSの導入を決定しました。この病院のQMS活動の軸は業務の可視化であり、PFCの作成にあります。現場で作成された業務PFCを文書として登録・管理し、それを内部監査によって多職種の視点から組織的な改善に結びつけています。文書管理はこの病院の理念達成に必要不可欠な活動となっています。

次ページから、各病院が文書管理を含めたQMS導入に至ったきっかけ、問題・危機意識をより具体的に紹介します。これを参考に、自病院の現状がどの病院に似ているのか、どのような枠組みで展開すれば、QMSや文書管理の導入に至ることができるのかを考えてみてください。

◆本書に登場する6病院の基本情報（2017年5月現在）

| 病院名 | 日本赤十字社<br>前橋赤十字病院 | 社会医療法人同心会<br>古賀総合病院 | 川口市立医療センター |
|---|---|---|---|
| 所在地 | 群馬県前橋市 | 宮崎県宮崎市 | 埼玉県川口市 |
| 病床数 | 592床 | 363床 | 539床 |
| 病院機能 | 急性期 | 急性期 | 急性期 |
| 職員数 | 1,390名（常勤のみ） | 680名 | 826名（常勤のみ） |
| QMS活動／<br>文書管理推進事務局 | 医療安全管理課 | TQM推進室 | 医療の質・安全管理室 |
| ISO9001 | ○ | 卒業 | × |
| 病院機能評価 | ○ | ○ | ○ |
| 文書管理方法<br>（→70ページ） | 情報共有システム活用 | 文書管理支援ソフト導入 | 文書管理支援ソフト導入 |

| 病院名 | 医療法人財団利定会<br>大久野病院 | 医療法人医誠会<br>城東中央病院 | 独立行政法人国立病院機構<br>埼玉病院 |
|---|---|---|---|
| 所在地 | 東京都西多摩郡日の出町 | 大阪府大阪市 | 埼玉県和光市 |
| 病床数 | 158床 | 233床 | 350床 |
| 病院機能 | 慢性期 | 急性期＋慢性期 | 急性期 |
| 職員数 | 204名 | 310名 | 890名 |
| QMS活動／<br>文書管理推進事務局 | 品質推進部 | TQM推進室 | TQM推進室 |
| ISO9001 | ○ | ○ | ○ |
| 病院機能評価 | × | × | × |
| 文書管理方法<br>（→70ページ） | 情報共有システム活用 | 文書管理支援ソフト導入 | 病院独自の文書管理システムを開発 |

## 事例　各病院のQMS活動

# ■ 前橋赤十字病院

### ● 業務改善の必要性を経営陣が認識

　以前から医療の質向上に向けた取り組みを実施していましたが、経営陣には以下のような問題意識がありました。

- 医療の質、安全に対する意識が高まり、医療の透明性や病院の説明責任が重視されるようになってきた
- 重大医療事故を起こし、病院機能評価を返上した経験があった
- 医療の高度化、複雑化への対応として、医療の組織的提供を行わないといけないと感じていた
- 多忙な職員を何とかしたいと思った

　それらを改善する手段として、2007年7月にQMSをキックオフしました。「医療の質向上と効率化を図り、その結果として患者と職員の満足度を上げること」という目的を定め、具体的な取り組みとして、標準化に着目し、院内の業務を可視化し標準化することで継続的な業務改善を行うこととしました。

　この活動を組織化するため、QMS部会を立ち上げ、QMS活動の進捗管理をすることとしました（図1-1）。構成員を、医師を含む各部署から招集し、5つの

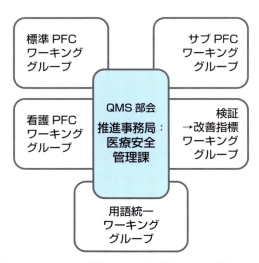

図1-1　QMS部会と5つのワーキンググループ（前橋赤十字病院）

ワーキンググループを立ち上げて、それぞれ関連する職種を当てました。この部会の推進事務局として、医療安全管理課（事務職員2名）が担当しました。

### ● QMS活動からISO9001の取得へ

QMS活動の実践にあたり、プロセスの可視化のツールとしてPFCを採用し、QMS部会の各ワーキンググループが中心となって作成に着手しました。そして、2010年からはそれらのPFCを使って、業務改善を目的とするプロセスチェックを職員間で実施し、それと並行してQMS普及のために職員教育も行いました。

このような地道な活動から、徐々に院内に浸透してきたことがあります。

- 業務を標準化するという考え方や風土
- PFCを用いて業務を可視化することのメリット
- PDCAサイクルをきちんと実施していくことが必要であるという理解

その結果、職員からQMS活動の成果として、「ISO9001認証取得」を目指してみてはどうか、という声が出てきました。そこで、QMS活動をしながら審査に必要な書類等を整備し、2013年3月にISO9001を取得することができました。

## ■ 古賀総合病院

### ● 患者中心の医療の実現をめざす

1997年当時、理事長には「これからの医療には、今までのように病院主体の医療ではなく患者中心の医療が必要で、医療の質や安全対策等を継続的に改善することが、施設の良し悪しを判断する」という強い想いがありました。その想いを実現するためのツールとして、第三者評価制度である「病院機能評価」の認定を目指しました。しかし、認定は受けたものの審査は5年ごとにしかなく、審査後も、取り組み継続の基盤が整備された状態を維持・向上するためには、仕組みが必要でした。そこで、QMSを導入するためにISO9001の認証取得を検討し、理事長の強いリーダーシップによって活動が順調に進められました。

| | |
|---|---|
| 1997年11月 | 病院機能評価の認定取得 |
| 2000年12月 | 「ISO導入プロジェクト」キックオフ |

| 2002年4月 | ISO9001認証 |
| --- | --- |
| 2002年11月 | 病院機能評価認定更新 |

　ISO9001の「要求事項」（37ページ参照）を満たした文書を作成してきたことで、病院機能評価や保健所の立ち入り検査等で求められる文書・記録等の準備にはさほど苦労することはなくなりました。

　一方で、継続的改善のために品質方針・目標を着実に達成しているはずなのに、達成感が得られない、活動の成果が得られないもどかしさが病院の中で年々蓄積し、QMSを見直す再構築の必要性を経営者も各部署も感じていました。そして2009年10月、今まで構築してきたQMSをブラッシュアップする形でTQM（総合的質経営）への取り組みが始まり、QMSの再構築を進めてきました。

● **課題を整理して具体策につなぐ**

　QMS再構築のために、最優先で3つの課題を見直すこととしました（表1-1）。

表1-1　3つの課題の見直し（古賀総合病院）

| 課　題 | 原因の分析 | 解決策 |
| --- | --- | --- |
| 顧客の定義 | 患者・利用者だけを顧客と定義していた。<br>（しかし、）↓<br>職員のモチベーションや満足感は、QMSを展開する上で最も重要である。 | ・顧客の定義を、「患者・利用者、地域の医療施設ならびに当院の職員」とした。 |
| 方針管理 | ・経営者からの施設方針を各部署で展開し、実績を報告するプロセスとして、『方針管理規定』は文書化されていた。<br>・年度末には、各部署で次年度目標および方策、ゴールとなる目標値を定め、実践していたが、成果や達成感は得られていなかった。<br>↓<br>・経営層と部門の間に伝達・報告すべきことが滞っている。<br>・推進事務局（TQM推進室）の推進方法が定まらず、部門においても方針展開のやり方・考え方にバラつきが生じた。 | ・基本理念・基本方針のように、**法人**の中長期的な考えを伝達することを理事に提案し、それに沿って、施設および部門が中長期計画を立て、年度ごとに優先すべき目標に取り組み、定期的な進捗報告と年度末に結果報告（成果報告会）をするプロセスを整えた。<br>・TQM推進室が、部門ごとに問題点や課題のヒアリングを実施し、協同して問題解決に取り組むようにした。 |
| 文書管理 | →63ページ参照 | |

# ■ 川口市立医療センター

## ● 公的病院の経営戦略の変換期に対応

2008年に地方公営企業法規定の全部適応への移行がなされ、2011年には総務省より公的病院改革プラン策定と実施が求められた結果、病院の独自性強化と経営戦略の見直しを余儀なくされました。この状況に対応するため、病院事業管理者兼病院長の指示で、副院長が改革プロジェクトを立ち上げ、多職種で活動を開始しました。

## ● 病院の質・安全をシステムで支える視点

病院経営の見直しの一環として、組織機構の大幅な変更を行いましたが、「医療の質向上と安全確保」という観点からは、クオリティマネジメント室（現 医療の質・安全管理室）の発足、またQCサークル活動（小集団による業務改善活動）をスタートさせました（図1-2）。しかしながら、この活動の中心的な存在であった医師は、この活動をきっかけに院内のさまざまな課題に気付くことになります。

実際、活動開始から2年ほど経つと、以下のような問題が生じてきました。

### 1) QCサークル活動の停滞

参加は手上げ方式をとりましたが、初期には参加者の職位が比較的高く、持ち込むテーマが「時間外短縮」「年休の取得」などの重いテーマが多かったため、結果がうまく出せず、負担感だけが残る傾向にありました。

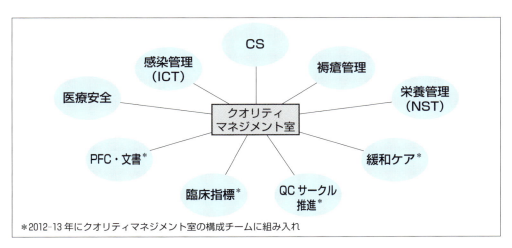

図1-2　クオリティマネジメント室を中心とした活動（川口市立医療センター）

## 2）クオリティマネジメント室の活動停滞

クオリティマネジメント室が発足したものの、各チームが協働して活動を行うという状態になりませんでした。リーダーシップの弱さや、チーム活動そのものも、どのように活動していけばよいか手探りだったことが原因だと思われます。

## 3）ヒヤリハット報告の活用不足

ヒヤリハット報告の事例ごとにSHEL分析を行っていたものの、分析と個別対応にとどまり、全体の仕組みから見た改善策を現場へフィードバックするには至っていませんでした。また、現場の職員も、それを受けて改善しなければならないという意識に乏しい状況でした。

## 4）病院機能評価もその場かぎり

1998年に初めて医療機能評価機構の認証を受け、5年ごとに2回更新を受けていました。しかし、受審のたびに恒例行事のごとく、普段利用しない文書を作成し直し、審査後には、指摘改善事項を場当たり的に手直しする状況が続いていました。

### ● プロセス見直しの重要性に気づく

「プロセス指向」「プロセスを検討する、見直す」、これが当センターの安全管理、ひいては業務管理、業務改善に欠けていた視点であることに気づきました。そこで、QMS-H研究会主催の「医療のためのマネジメント基礎講座（155ページ参照）」を、中心で動いていた医師、当時の安全担当副院長、改革担当副院長、医療安全管理者が一緒に受講し、「システムで医療の質を保証する」方法を学びました。その結果、このシステム（QMS-H）を導入すべきと判断し、病院事業管理者兼院長に説明して、了解をとりました。

それ以後、業務の可視化、標準化と文書管理を中心にQMSに取り組んでいきました。

## ■ 大久野病院

### ● 品質管理の手法で医療事故を防げるか

　当院は特養・療養型が集中している東京都西多摩郡に位置し、回復期リハビリを中心とする慢性期療養型の病院です。急性期病院を中心に、2000年頃から医療事故が注目を集める中、慢性期病院でも医療事故防止を行わなければ社会問題になるという認識を院長自身が持っていましたが、何をどうすれば事故防止につながるのか、皆目見当がつきませんでした。また、立ち入り検査の際、インシデント・アクシデントレポートを集めて自院のマニュアルにしてください、という指導を受けても、それでどんな事故が防げるようになるのか、事故防止の何に役立つのかピンとこないままでした。

　そのような折、西多摩地域で「地域医療連携を工学的に推し進めたい」という東京大学の飯塚悦功名誉教授・水流聡子教授、早稲田大学・棟近雅彦教授との出会いがありました。そして、工業製品の不良品を防ぐ品質管理の基本は、「手順書を作成し、手順書に従って業務を行うことである」と聞いたのです。そのとき院長は、まさにそれが事故防止であり、医療の質向上はこの方法でしか成し得ないと感じ、どのようにしたら医療TQMを実現できるかを知るために、QMS-H研究会に参加しました。

### ● PFCの作成と文書の整理に着手

　2006年よりQMS活動による事故防止とともに医療の質改善を行うべく、実質的な活動を始め、1つの目標としてISO9001認証取得を目指しました。2007年7月に病院全体のキックオフを行い、まずは組織作りとして、5S（整理・整とん・清掃・清潔・しつけ）活動を行っていた業務検討委員会をPFC作成委員会に改変し、委員が月2回集まってPFCを作成しました。院長から委員にPFCの作成ガイダンスは行ったものの、作成はなかなか進まず、結果的には現場が作成したい手順書の意図をくみ取り、院長が完成させました。

　院内全体の文書の整理も院長自ら整理しました。文書を業務分類、管理レベル、文書タイプに対応付け、その一覧をCDに焼いて、院長が各部門に配布しました。また、文書の承認には承認用紙を用い、すべての文書を院長がする仕組みを取りました。

　その他の活動（内部監査等）も現場と協力して進めていくことで、2009年3月、ISO9001の認証を受けることができました。

# ■ 城東中央病院

## ● 全員参加で業務改善に再チャレンジ

　当院は2003年にISO9001を取得していました。認証取得後、経営陣は医療の質向上を期待していましたが、現場の改善を得ることができず、ISO9001の審査も納得できるものでなかったため、徐々にISO9001の維持を目的とした活動になっていました。

　本来の目的である全員参加型の医療安全と質向上を目指した業務改善活動を行うには、推進リーダーを明確化し、組織的活動を行う必要があると院長が考え、2006年にTQM推進室を設置して専従者を置き、QMSを再構築することになりました。

## ● 院長からの「再キックオフ宣言」

　再構築にあたり、経営陣（院長、事務長、副院長、看護部長、看護副部長）とTQM推進室担当者に加え、コメディカルの役職者数名で構成された「QMS再構築会議」を立ち上げ、推進のための戦略を立案して、意思統一を図りました。その後、院長から「QMSの再キックオフ」が宣言され、QMS再構築活動がスタートしました。

　TQM推進室と現場が協力して、経営に携わる業務や、改善が必要な業務、および医療安全上、標準化が必要な業務について、重点的にPFCの作成を進めました。その一方で、一元管理ができていないQMS再構築前の文書については、文書体系の見直しを図り、院内全体で保管・管理する文書の選定や、作成から承認までの流れを決定しました。これらを踏まえて2010年度から、一元管理、体系管理を実現できるアプリケーションを研究者と共同で開発し、文書管理支援ソフトの導入に至りました。

　その後も文書管理の重要性を伝え、文書管理支援ソフトは法人内でサーバを設置し、運用管理しています（2016年11月現在の登録文書は1,453種類）。

## ■ 埼玉病院

### ● 病院の理念達成に向けて

　当院は2004年の独立行政法人移行後より、ICT（Information and Communication Technology；情報通信技術）の導入に加え診療機能の拡充を積極的に進め、2007年に地域医療支援病院、2008年に地域がん診療連携拠点病院となり、2010年には念願の新病院を開院し、電子カルテ運用も開始しました。

　しかし、大きな目標が達成できた喜びや満足感の一方で、自分たちの目的は病院建設ではなく、「地域の健康といのち、そして安心の心を守る」という病院の理念がいつでも実行できる体制づくりと、それを実践する個々の職員の意識の向上であると、院長の号令のもと経営陣が再確認しました。

　その体制づくり・人づくりにあたり、幹部職員が中心となり模索を重ねて出会ったのが QMS-H 研究会です。同研究会主催の「医療のための質マネジメント基礎講座（155ページ参照）」を受講し、プロセス指向や標準化、PDCA サイクル、重点指向、内部監査など、医療における QMS の実際と運用について学ぶことができました。そして、多職種がそれぞれの職分を果たしながら、互いに密に連携して医療を提供するために、病院には QMS 構築が必要であると幹部が判断したのです。院内には病院機能評価受審との意見もありましたが、ISO9001受審を利用して、効率的に QMS 導入・構築を行うこととなりました。

### ● 内部監査に PFC を活用

　院長の方針により、QMS キックオフからわずか1年で ISO9001受審となりました。非常に短い準備期間でしたが、院内の全部門が協力して PFC 作成、新人教育手順の文書化、ヒヤリハットの多い与薬業務の院内標準化、それに基づいた内部監査等を行い、無事に受審・認証取得に至りました。

　その間、院長を含め多くの職員が QMS への理解を深め、PFC の作成や内部監査を共同研究で進めていったことが、QMS 構築の一助になりました。特に与薬業務は、電子カルテ運用開始後のわずかな期間に、様々なローカルルールが出来ていることが、各病棟の作成した与薬 PFC で明らかとなり、これを標準化することでヒヤリハットの減少につながっています。また、部門間の相互チェックによる内部監査に PFC を用いることで、今までほとんど目にしたことのない他部門のプロセスを知り、頑張りや苦労にも多く触れることができました。その結果、他部門の改善を自部門の改善に役立てる事例も見られるようになりました。

# 1-2 問題点・課題を分析しよう

現状の文書管理の問題点を把握することは、その後の原因分析、対策を講じるために重要であり、最初に行うべき作業です。

　文書管理の問題点を考えるときには、表1-2に示すようにいくつかの着眼点があります。

　これから説明する各病院の事例では、表1-2に沿って、各病院が直面した問題や課題、およびその背景について示します。このような文書管理の問題や課題を認識できるようになったきっかけには、自病院でQMSに取り組む中で標準化や改善活動がなかなか進まないことに直面した、ISO9001や機能評価などの外部審査から指摘をもらった、または文書管理を運営するための院内IT環境による変化など、病院によって多様です。

　したがってここで大切なことは、コストも人も膨大に掛けた理想的な文書管理を構築することが目的ではなく、自病院におけるQMSの位置づけ、目的・目標を確認した上で、現状の文書管理の仕組み、ルール、文書体系、およびこれらの運用・

表1-2　文書管理の問題点を考える際の着眼点

| 着眼点 | 具体的な問題 |
|---|---|
| 一元管理の問題 | ・一括して管理する部署や部門がなく、各部署が勝手に文書を作成・使用している<br>・改訂時期がわからない、どれが最新の文書かわからない、など |
| 体系管理の問題 | ・院内にどのような文書があるのかわからない<br>・検索や閲覧がしにくく、必要な文書がみつけられない、など |
| 文書自体の問題 | ・文書のタイトルと内容が一致していない<br>・同じタイトルで内容の違う文書や、同じ内容でタイトルが違う文書がある、など |
| 文書の活用・改訂の問題 | ・実際の業務手順と文書に書かれた手順が異なっている<br>・手順に変更があっても文書が改訂されない<br>・新人教育などで文書を使用する習慣がついていない、など |
| 組織運営の問題 | ・文書管理をマネジメントする事務局機能を果たす人員がいない、など |

推進体制のどこにどのような問題があるかを把握し、あくまでも自病院に合った文書管理を構築することです。そして、そのために院内の関係者と徹底的にディスカッションを行い、文書管理が目指すべき方向性について共通認識を持つことです。

　そうでなければ、文書管理の取組みは途中で頓挫してしまう可能性が大きくなり、せっかく導入しても医療スタッフの理解が得られないままの導入となるため、院内への定着が困難となります。

## 事例　各病院の文書管理の課題

## ■ 前橋赤十字病院

　当院では、PFCについては承認の流れを決め、QMS部会で承認されたのちに、院内のイントラネットで閲覧できるようにしていました（図1-3）。この際、現場に業務プロセスを意識してもらうため、業務分類ごとにPFCを整理していました。

　このように、PFCは院内の標準文書として、ある一定の承認プロセスに則って一元管理していましたが、他の文書については一元管理していませんでした。また、電子カルテシステムの稼働により院内のいろいろな部署に複数のパソコンが設置され、いつでも誰でも文書が容易に作成できる環境が整備されましたが、その一方で次のような問題点が生じてきていました。

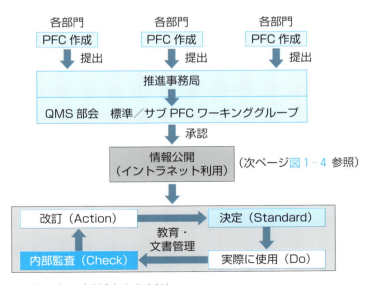

図1-3　PFCの承認の流れ（前橋赤十字病院）

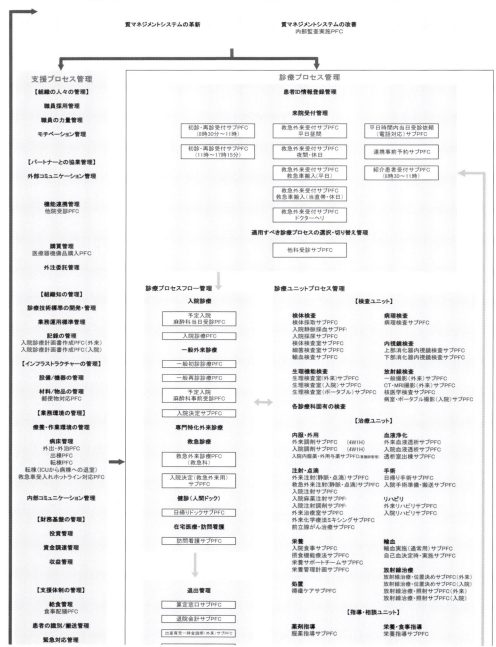

図1-4　前橋赤十字病院のPFC閲覧画面

【一元管理の問題】
・各部署で独自に文書が作成され、使用されている。
・一括して管理する部署・部門がない。
・いつ作成され、いつ改訂された文書なのかがわからない。
・どれが最新の文書なのかがわからない。

【体系管理の問題】
・文書がどこにあるのかわからない。
・作成者、承認者がわからない。

【文書自体の問題】
・文書名から書かれている内容がわかりにくい。

【改善の定着の問題】
・やり方が見直されても文書が改訂されていない。

　QMS活動が一定期間進み、PFCも増えてきて、プロセス指向や標準化の考え方が院内に根付いてきたことから、推進事務局では、これらの問題を解決すべく、まずは以下の2つに取り組んでいこうと考えました。

❶各部門の文書の洗い出しを行い、院内の標準文書の全体像を把握する。
❷院内での一元管理を展開するためのプラットフォームを確立し、流れを明確にする。

## ■ 川口市立医療センター

　推進事務局の医師は、QMSを導入した当初から、業務の可視化を図ると同時に、文書管理を並行して実施しなければならない、と考えていました。それは、以下のような問題意識があったためです。

【一元管理の問題】
・病院全体の文書を見る方法がない。自部署の文書を公開する方法がない。
・安全マニュアルや感染管理マニュアルなど、院内全体に関連する文書を改訂した際、改訂文書の配布を紙媒体で行っていたため、配布作業が大変である。

【文書の活用の問題】
・病院機能評価の受審準備のときにしか文書の改訂が行われず、その後は更新さ

れていないことが多い。
・実際に行われている業務のやり方と手順書は合致していないものである、という誤った認識がある。

　文書を標準書として公開する仕組みはなく、院内全体に関連する文書は紙で配布していたため、その準備は推進事務局にとって大変負担となる作業でした。

　また、病院機能評価の審査準備のたびに、職員が一生懸命手順書を作成していることに違和感がありました。「病院機能評価＝手順書を作らされる」という構図では、職員のモチベーションは上がりませんし、いくら繰り返しても、病院機能評価を取得する本来の意義はないと感じていました。

　その一方、インシデント分析を行い、標準書である文書と、実際の業務のギャップを測ろうしたとき、どの文書に沿った業務かを現場が答えることができない、ということがしばしば発生していました。現場では、文書はあくまでも文書であり、実際の業務とは異なるもの、という誤った認識があったのです。

　そこで、以下のような取り組みを開始することとしました。

❶文書を部署ごとの管理ではなく、病院全体での一元管理とする。
❷活用できる文書にするために、現状の業務を「見える化」するため、PFCの作成と文書の収集をする。

## ■ 大久野病院

　ISO9001を取得してPFCによる手順の遵守を周知徹底し、内部監査を実施し、文書管理に従って改善を図りながらの維持・更新審査まで、1年間は瞬く間に過ぎ去り、とても片手間に行える仕事ではなく、院長1人による推進事務局ではが難しいことを実感するようになりました。この時点での問題点は以下の通りです。

【組織運営上の問題】
・医療の質・安全を運営・マネジメントする推進事務局機能を果たす人員がいない。

【一元管理の問題】
・承認されるまでに時間を要する。
・検索・閲覧がしにくい。

文書管理はQMS活動の基盤となる部分であり、推進事務局は文書の改訂、ISO9001受審の準備など事務的な作業もありますが、それだけではなく、論理的思考ができ、院長が進めたい病院運営を十分に理解できる人材が必要だと考えました。

　また、院長自身が承認者兼推進事務局という一元管理のやり方が、形骸化しつつありました。その原因として、

- 改訂した文書はすべて、院長を含めた幹部全員が承認
- 最新版の文書は、体系化した上でCD-ROMに収めて各部署に配布

という体制で運用していたため、タイムラグが生じ、現場で実際に行われている業務と文書の内容にギャップが発生していました。また、CD-ROMは業務ごとに文書を見るには便利でしたが、文書の閲覧や検索はしにくいという課題もありました。

　そこでまず、以下の2点を最優先事項としました。

❶推進事務局の機能を果たす人員を探す。
❷一元管理の方法を見直す。

## ■ 古賀総合病院

　ISO9001認証取得前までは、法令や施設基準など、医療監視等で求められる文書（就業規則、感染対策マニュアル、各業務手順やマニュアル等）を部門ごとに整備・管理していましたが、文書管理に関する院内統一のルールはありませんでした。そのため、1997年に病院機能評価の認証を受ける際は、文書数の多い看護部や事務部は苦労しました。

　2002年4月、ISO9001の受審を機に、42種類の文書（品質マニュアル、共通規定・業務規定など）を作成し、TQM推進室が推進事務局となって一元管理を行うこととしました。そして、業務改善、内部監査、ISO9001受審のタイミングで、文書の見直しを行いながら、継続的改善に取り組みましたが、以下のような問題が浮かび上がってきました。

【一元管理の問題】
- 院内に存在する全ての文書の把握ができていない。
- 文書改訂時に改定案作成、承認、周知、旧版の回収、再配付までの工程を全て推進事務局で行っている。

・改訂に時間がかかる（極度の労力・時間を要する）。
・部署全てに院内 LAN が整備されておらず、承認プロセスを紙媒体で行っている。
・一元管理できていない文書に問題が多い（未更新・未登録・所在不明など）。

**【体系管理の問題】**

・管理レベルと文書タイプの考え方が混在している。

**【文書の活用の問題】**

・新人教育などで文書を使用する習慣がついていない。
・コピーされた古い文書で業務を行っている。

42種類の文書は、あくまで院内全体の文書のごく一部であり、院内に存在するすべての文書を推進事務局で把握できてはいませんでした。しかし、運用に最低限必要な42種類の文書を一元管理するだけでも大仕事でした。

改訂が必要になった場合、文書の改訂案の作成から、承認、周知、各部署のファイルの差し替えまで、すべて推進事務局が手作業で実施していました。また、改訂履歴や各部署の文書一覧も、推進事務局で管理していました（図 1 − 5 ）。

紙管理になっていた原因としては、院内 LAN が施設全体に整備されておらず、パソコンが一部の部門にしかなかったため、紙で提供するしか方法がありませんでした。

**管理文書一覧表**

QM・規定:同心会

| 登録・変更 | 登録者 |
|---|---|
| 2013年4月30日 | |

| No. | 管理番号 | 文書名 | 版数 | 作成・窓口担当 | 承認 | 備考 |
|---|---|---|---|---|---|---|
| 1 | 同 − 0 − 品 − 001 | 品質マニュアル | 18 | 統括管理責任者 | 理事長 | |
| 2 | 同 − 1 − 品 − 001 | 方針管理規定 | 11 | 統括管理責任者 | 理事長 | |
| 3 | 同 − 1 − 品 − 002 | 文書管理規定 | 18 | 統括管理責任者 | 理事長 | |
| 4 | 同 − 1 − 品 − 003 | 診療カルテ管理規定 | 19 | 統括管理責任者 | 理事長 | |
| 5 | 同 − 1 − 品 − 004 | 情報開示管理規定 | 7 | 統括管理責任者 | 理事長 | |
| 6 | 同 − 1 − 品 − 005 | 職務分掌管理規定 | 20 | 統括管理責任者 | 理事長 | |
| 7 | 同 − 1 − 品 − 006 | 内部コミュニケーション管理規定 | 26 | 統括管理責任者 | 理事長 | |
| 8 | 同 − 1 − 品 − 007 | 教育訓練規定 | 23 | 統括管理責任者 | 理事長 | |
| 9 | 同 − 1 − 品 − 008 | 設備管理規定 | 12 | 統括管理責任者 | 理事長 | |
| 10 | 同 − 1 − 品 − 009 | 廃棄物管理規定 | 12 | 統括管理責任者 | 理事長 | |
| 11 | 同 − 1 − 品 − 010 | 購買管理規定 | 14 | 統括管理責任者 | 理事長 | |
| 12 | 同 − 1 − 品 − 011 | リスクマネジメント規定 | 15 | 統括管理責任者 | 理事長 | |
| 13 | 同 − 1 − 品 − 012 | 内部監査管理規定 | 14 | 統括管理責任者 | 理事長 | |
| 14 | 同 − 1 − 品 − 013 | 院内感染管理規定 | 11 | 統括管理責任者 | 理事長 | |

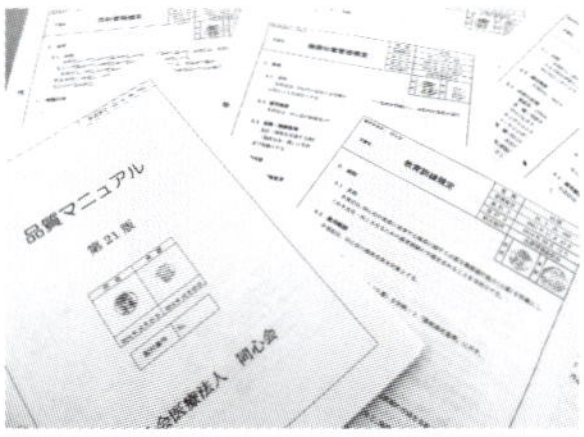


| 文書管理台帳 | | | 付番 | 1 | 2 | 3 |
|---|---|---|---|---|---|---|
| 文書名 | | 品質マニュアル | 配付先 | 理事長 | 名誉院長 | 院長 |
| 管理番号 | | 同-O-品-OO1 | | | | |
| 原本管理者 | | TQM推進室 | | | | |
| 制定 | 1版 | 2001年11月15日 | 配付 | 11/20 | 11/20 | |
| 改訂 | 2版 | 改訂日： 2001年 12月 26日 | 配付回収 | 12/26 | 12/26 | 12/26 |
| | 改訂理由 | 不備・不整合部分の訂正 | 受取 | 古賀理事長 | 栗林院長 | 今村Dr. |
| 改訂 | 3版 | 改訂日： 2002月02月28日 | 配付回収 | 03/01 | 03/01 | 03/01 |
| | 改訂理由 | 不備・不整合部分の訂正 | 受取 | 古賀理事長 | 栗林院長 | 木宮 |

図 1 − 5　管理文書一覧表（上）と文書管理台帳（右）（古賀総合病院）

## ● 文書の分け方にも問題あり

　また、当院では管理レベル、文書タイプといった体系管理（第2章参照）をもとに文書を管理していました（表1‐3）。しかし、管理レベルと文書タイプの考え方が混在するなど、体系的に管理するには分け方に問題がありました。

　そのように、現状の文書管理のやり方に限界を感じていた時期（2014年5月）、施設全体での電子カルテ導入が決まりました。それに伴い、院内の業務プロセスが変更され、院内LANの整備が進む、といった環境の変化が想定されたため、これを機に、院内全ての文書管理の再構築を念頭において、次のような取り組みを開始することとしました。

❶院内で保有しているすべての文書を洗い出す。
❷状況に合った文書体系の定義を見直す。
❸院内LANが整備されることから、文書を電子化して一元管理する。
❹「文書管理支援ソフト」を導入し、業務・運用を効率的に行う。

表1‐3　体系管理の定義の見直し（古賀総合病院）

| 管理レベル | 定義 | 例 | 文書タイプ |
|---|---|---|---|
| 一次 | QMSの要求事項に沿って、当院のQMSの概要を記述した文書 | 品質マニュアル | 規定・基準 |
| 二次 | 当院のQMSに関する手順等を規定した文書<br>※原則として、複数の部門間で使用するもの | 共通規定<br>業務規定 | 規定・基準<br>PFC<br>帳票 |
| 三次 | ①外部文書<br>②二次文書を補足するための文書<br>※自部署のみで使用する業務手順など | 外部文書<br>業務マニュアル<br>手順書 | 外部文書<br>手順書<br>マニュアル<br>技術標準<br>帳票 |

# 1-3 推進事務局と体制を決めよう

## 1-3-① 文書管理の対象範囲を決めよう

病院内で文書管理を進めるにあたっての問題点が、ある程度見えてきたことと思います。しかし、実際のところ、病院内にどのような文書がどのくらいあるのか、全体像は把握できていないのではないでしょうか。病院内で医療の質・安全を保証し、文書管理を組織的に導入するためには、文書管理を導入する範囲、すなわちどの内容、どのレベルの文書を管理対象とするかを、推進事務局やコアメンバーで検討する必要があります。

ここでは、文書管理の対象範囲をどのように決めていけばよいかについて、参考として3つの病院の事例をご紹介します。前節で問題点として挙がっていたように、現状では病院内のさまざまな部門や委員会、関連組織が、それぞれに文書を作成し、保管している状況が多く見られました。したがって、抜け・漏れなく、効率的に文書を整理して改善していくには、病院にある文書の範囲を理解し、管理の対象範囲を定めることが基盤となります。

各部門が持っている文書以外に、把握しておいたほうがよい文書の範囲は、以下のようなものです。

○ 委員会で作成・管理されている文書
○ 電子カルテで導入されている帳票類
○ クリニカルパス
○ 他のグループウェア等で管理している文書
○ 同一法人内の文書

例えば、川口市立医療センターでは、上部組織である役所が管理している文書や通達は自病院の管理の対象外にしました。その理由は、市役所が管理している文書は既に病院外の別の部門で作成、承認された文書であり、病院内では周知するだけの文書であったからです。同様に、「クリニカルパス」や「電子カルテで導入されている帳票類」も、他の部門や委員会で適切に承認・周知されているのであれば、この文書管理の登録範囲にしなくてもよいかもしれません。しかし、適切に承認・

周知されていないのであれば、これを契機に管理対象にすることをお勧めします。

　最も危険なのは、「他のグループウェア等で管理している文書」です。古賀総合病院の事例で示しますが、電子カルテやオーダリングシステムの導入にともない、文書を格納できるツールとして、グループウェアや共有フォルダが多くの病院で導入されていることと思います。

　グループウェアは、文書を作成し共有するには非常に便利なツールです。しかし、コピー＆ペーストが容易なため、同じファイルがあちこちのフォルダに重複して存在し、どのファイルが最新版なのかわからない、という現象がしばしば発生します。そのため、これらのツールでの管理方法も含めて、検討することが重要です。

## 事例　文書管理の対象範囲の検討

## ■ 前橋赤十字病院

当院では、文書管理の対象範囲を検討したタイミングが2回ありました。

### ● PFC 作成の初期

　この時期の文書管理の対象範囲は、PFC に記載されている文書としました。具体的には、図 1-6 の「使用書類など」に記載されている文書です。その理由は、以下のようなものです。

・「文書を一元管理する」という意識が、現場には浸透していなかった。
・その一方で、PFC に対する現場の認識が高まってきていた。

　そのため、PFC に記載されている文書を集めていけば、最終的には、院内に存

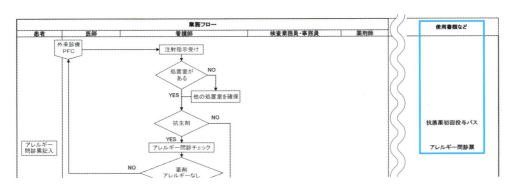

図 1-6　PFC の一部抜粋（前橋赤十字病院・外来注射）

在するすべての文書を対象に管理できるのではないか、というイメージの元、最初からすべての文書を対象とはせず、PFCに記載されている文書から段階的に進めていこうと考えました。

### ● 見直し時期

院内のどの部門にどのような文書があるか、文書の洗い出し（ステップ2-1）を開始し、ある程度作業が進んだ段階で、次のような問題が発生し、停滞した時期がありました。

- 文書の洗い出しに時間を要してしまったことで、その期間内に集めた文書がすでに改訂されてしまい、収拾がつかなくなった。
- 人事異動により、推進事務局で中心的に担当していた職員が代わってしまった。
- 文書管理責任者（院長）から、文書管理の対象範囲を「文書」だけではなく「記録（議事録）」まで管理するよう依頼があった。

しかし、このまま停滞させてはいけないという推進事務局の思いから、「文書」の対象範囲を見直して、文書管理責任者（院長）の同意を得ました。

見直し後の文書の対象範囲は、以下のとおりです。

- 当院で作成した診療で使用するすべての文書
- 電子カルテシステムをはじめとする情報システムから印刷される帳票
- 事務系が管理している文書

## ■ 古賀総合病院

文書管理の対象範囲を検討する時期が、電子カルテシステムの検討時期と一致していたこともあり、推進事務局のメンバーであり、電子カルテシステム導入に関わっているシステム管理者と協議しながら、対象範囲を検討しました。その結果、以下のような方針が固まりました。

- 電子カルテで使用される帳票類は、電子カルテシステムで管理することになったので、文書管理の対象範囲外とする。
- 外部文書は、外部から提供される形式が多岐にわたるため、システムでの管理対象外とする（以前からの管理方法を継続し、推進事務局に申請された文書を

登録し、「外部文書一覧表」で全体を把握）。

また、電子カルテ導入と同時に、グループウェアが導入されることになりました。グループウェアには文書を格納する機能がありましたが、このときは、文書管理の方法がまだ決まっていませんでした。

## ■ 川口市立医療センター

文書管理の対象範囲について、推進事務局で検討を進めました。

### ● 市の文書との関係（上位機関との関係）

当センターは、市立病院ということもあり、事務系の多くの文書（人事や契約、購入に関する文書）は、市役所のシステムで管理されています。当時の事務局長の「市役所と病院の二重管理にならないように」という指示により、病院内の文書が市役所でどのように扱われているかを調査しました。その結果、カルテ書式等少数のものが「診療録」として登録されているだけであり、病院・診療関連文書はほとんど管理されていませんでした。そこで、病院運営・医療業務に関する文書は、すべて病院で管理することにしました。その中には、電子カルテで用いられている同意書、問診票などの帳票に関する基本フォーマット、患者へ配布する説明文書（患者用クリニカルパスを含む）などを含むこととしました。

### ● 文書管理対象外

一方で、病院運営・病院業務を制約する上位文書や、法規等の市役所で管理されている文書は管理の対象外としました。市役所管理の上位文書の制約を受ける作業手順書や作業フロー作成に際しては、市役所より上位文書を入手することとしました。

市役所で管理する上位文書のほか、メモ類を含む各種記録や外部文書は、管理対象外としました。その理由は以下の通りです。

- 記録の範囲を定義するのが困難なこと
- 記録、外部文書ともに、かなりの数量にのぼると予想されること
- ほとんどの記録が、一定期間保管後に破棄されること
- 外部文書は公開された文書であるため、直接的に管理するのではなく、管理対象とする文書と引用関係を明示して管理すれば、把握可能であること

ただし、記録の書式、いわゆる帳票は管理対象としました。

## 1-3-② 文書管理システム導入のゴールをイメージしよう

現状の問題点がわかり、文書管理の対象範囲を決めることができたら、文書管理を組織的に導入するスケジュールを決めていくわけですが、その前に、文書管理システム導入後の理想の形、ゴールをイメージする必要があります。

### ● 文書管理システムの4つのパターンとその特徴

ゴールとして、まずは理想の形を思い描き、そうはいっても限りあるリソース（ヒト、モノ、カネ）の中で、現状のQMSへの取り組み状況も考え合わせながら、どこまで、どのような方法で文書管理を行うかを、現実的に決めます。

無策の中で、単に「文書を集めましょう」とか、誰かに「全部管理しろ！」と押しつけても進まないので、理想と現実のギャップを見積もったうえで、具体的なゴールを設定してください。自病院における文書管理システム導入のゴールをイメージするためのヒントとして、以下の4パターン（表1-4）のうちどれを自病院で目指すか、各病院の事例紹介内容を参考に、考えてみてください。

文書管理導入時点でのゴールのイメージとして、それぞれのパターンの特徴を簡単に解説しておきましょう。

### ● パターン1：QMS-H研究会で開発した文書管理支援ソフトを導入

文書管理を実現するためにQMS-H研究会が開発した電子的な支援ソフトの導入により、第2章で解説した一元管理、体系管理を同時に実施できます。そのため「どれが最新版の文書かわからない」、「どこに文書があるかわからない」といった

表1-4　文書管理システムの4つのパターンと各病院の対応

|   | パターン名 | 病院名 |
|---|---|---|
| 1 | QMS-H研究会で開発した文書管理支援ソフトを導入 | 古賀総合病院<br>川口市立医療センター<br>城東中央病院 |
| 2 | 情報共有システムを活用 | 前橋赤十字病院<br>大久野病院 |
| 3 | 病院独自の文書管理システムを開発 | 埼玉病院 |
| 4 | 紙媒体での管理 | ― |

問題は発生しにくくなります。

　古賀総合病院では、電子カルテ導入に合わせて、文書管理支援ソフトの導入を検討しました。これにはさまざまなメリットがあります。電子カルテを導入する際には、業務の見直しや手順の変更、そして既存の帳票類の電子化が行われます。また、電子カルテ導入に伴い、職員情報の統合などを行う場合もあります。その際に文書管理の仕組みを変える、組織情報を統合化する、というのは理想的なアプローチといえます。

　その一方で、電子カルテと同時の導入には、さまざまな苦労も存在します。これについては、以後の古賀総合病院の事例を読んでください。

### ● パターン2：情報共有システムを活用

　電子カルテやオーダリングシステムなどの医療情報システムが導入され、ネットワーク環境が整備されている病院であれば、手軽に導入できます。医療情報システムに、オプション機能としてグループウェアが入っている場合もあり、これを活用することで、文書のフォルダ管理・ファイル管理をすることは可能です。

　一部のシステムでは権限付与ができないものもあるため、誰でもアクセスでき、誰でもファイルを更新できる状況にあります。つまり、文書のアリバイ管理はこのシステム上では困難です。また、このシステムで一元管理をしようと思うと、文書の承認や周知は紙で行う必要が出てきます。

　さらに、このシステムでは、体系管理（文書タイプ、管理レベル、業務分類）の中の、1つの切り口のみの管理になります。事例にもありますが、基本的に作成した部門や委員会で管理することになってしまいます。すべての文書の管理レベル、関連部門／委員会や業務分類を一覧として管理するためには、文書管理の事務局が文書一覧を作成しておくことが必要になります。

### ● パターン3：病院独自の文書管理システムを開発

　事例として、埼玉病院がこのパターンにあてはまります。このようなシステムを病院独自で作成することは容易ではありませんが、埼玉病院は院内での文書の検索、閲覧を目的に、独自の文書管理システムを開発しました。

　埼玉病院では「承認・周知」の機能をこのシステムに実装できていませんが、体系管理のうち、主管、管理レベル、業務分類を管理することができるように開発しています。

● **パターン4：紙媒体での管理**

　パターン4の紙媒体での管理は、システム導入費用はかかりませんが、病院内にある膨大な文書を紙媒体で一元的に管理するのは、気の遠くなるような作業です。まず定型の承認用紙を作成し、それをもとに手作業で承認を回す必要があります。承認が滞れば、滞っている人を探し出し、催促しなければなりません。また、最新版の文書を紙で管理して、ファイリングし、新旧の文書を識別できるようにしておく必要があります。また、変更があるたびに膨大なコピーをして関係部門への配布し、旧版を回収し、配布先のリスト管理も必要となります。

　これらの現実的な運用は非常に困難なので、パターン4はお薦めできません。

　病院によって導入方法は異なると思いますが、医療情報管理部門や情報システム管理部門と相談することも大事です。これらの部門が文書管理に似たシステムを導入することを検討している場合もあります。また、予算化して計画的に導入する必要があれば、段階的な導入（情報共有システムの活用→文書管理支援ソフト導入）を検討する場合もあります。

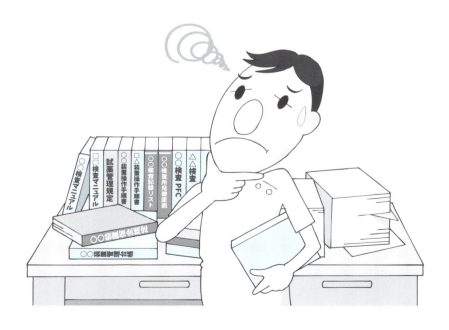

● **文書管理支援ソフト導入の費用**

　文書管理システムを導入するには、当然ながら費用がかかります（ステップ3参照）。導入形態により異なりますが、ソフト、保守、サーバ、他の医療情報システムとの接続費用等がかかってきます。ただ、ここまで読んでおわかりかと思いますが、お金をかけずに病院内で文書管理をすることには無理があり、必ずどこかで破たんしてしまいます。先行投資として必要な経費であることを、経営陣に理解してもらう活動が必要です。

　また、導入費用は何もシステムそのものだけではありません。そしてもう1点、このシステムをメンテナンスできる専門スタッフや、文書管理の重要性を理解し推進しなければならないとの思いを共有できる医療スタッフ人員がいなければ、継続的に活用できなくなるリスクがあります。そのためにも、後のステップで説明しますが、組織として継続的に文書管理システムを運営する体制の整備が重要になってきます。

## 事例　文書管理システム導入のゴールのイメージ

### ■ 古賀総合病院 ── 文書管理支援ソフトを導入

当院では推進事務局で以下のようなイメージをもっていました。

・電子的に一元管理、体系管理が可能な文書管理支援ソフトの導入
・文書管理支援ソフトの職員情報は電子カルテの職員情報と連動

　先にも述べましたが、当院では電子カルテ導入時期と文書管理システムの再構築が同時期でした。そのようなとき、QMS-H 研究会で開発した文書管理支援ソフトが他の病院で導入し運用できているとの情報もありました。また、電子カルテ導入に伴い、院内のネットワーク環境もこれまでより充実することが想定されました。

　これまでのような紙での一元管理の限界を感じていたこともあり、文書管理を電子的に一元管理、体系管理し、文書管理システムの再構築を図る、というゴールをイメージしました。そして、職員情報については、文書管理システムと電子カルテを連動させ、なるべく職員情報の修正が必要にならないようにしたい、と考えていました。

その際に十分検討できていなかったことは、グループウェアの文書の格納機能と文書管理支援ソフトとの差別化についてです。文書の二重登録になる可能性があり、それぞれの支援ソフトで扱う文書の管理範囲などを決める必要がありましたが、文書管理支援ソフト稼働までに話を詰める機会を逸し、並行してシステムを運用していくことになりました。

## ■ 前橋赤十字病院 —— 情報共有システムを活用

　当院では、推進事務局で以下のようなイメージをもっていました。

- 最終的には電子的な一元管理、体系管理が可能な支援ソフト導入
- 現時点での最優先課題は、現場での文書管理の定着

　文書管理システムのゴールは、電子的に一元管理、体系管理ができるというイメージでした。その背景には、文書管理の推進事務局として、紙媒体での運用だけでは限界もあることから、何らかの電子的な支援ソフトを導入したい思いがありました。

　しかし、それよりまず、現場での文書管理の定着が最優先課題であると考えました。文書管理が定着していない状態で、コストをかけて支援ソフトを導入しても、運用は難しいだろうと考えたのです。そこで、支援ソフトは段階的に導入していくこととし、まずは、利用者側の視点として文書が簡単に検索でき、かつ操作が簡単であること、管理者側の視点として、文書マスタの部門・部署別に階層管理が可能であることを最低要件として、進めることとしました。

## ■ 大久野病院 —— 情報共有システムを活用

　当院では、事務局機能は少ないマンパワーで継続的に管理が行えること、さらに現場としては文書の検索・閲覧が容易にできることが最優先課題であると認識し、文書管理システムのゴール設定を行いました。

　既に院内で導入され、現場での使用方法も周知されているグループウェアの文書格納機能を利用し、文書を保存することにしました。しかし、グループウェアの文書格納機能では文書の承認・周知が行えないため、紙媒体での承認の流れを検討することとしました。

## ■ 埼玉病院 —— 病院独自の文書管理システムを開発

　当院では、QMS構築とISO9001認証取得の準備作業の中で、文書が3,000を超えることを推進事務局で認識していました。それらの文書を紙媒体で管理した場合、現場で手順の変更を行った際に個人が紙媒体に手書きで書き足したりするなど、どれが最新の文書であるか不明確となることが予想されました。また、改訂された文書の登録や改訂履歴の管理にもかなり労力がかかるため、推進事務局で管理する文書がしだいに改訂されなくなり、「ISO9001認証取得用」の文書ばかりになってしまうことが想定されました。

　一方、電子的に文書を管理し、定期的に最新版の電子文書の登録を励行することにより、「最新の文書が常に文書管理システムにある」という認識を徹底する事ができます。また、改訂履歴の管理も可能なので、長期に改訂されていない文書の洗い出しも容易となります。

　業務多忙の中、それぞれの部署が時間を割いて作成した文書を、QMS活動推進の大事なツールとして活用するためには、全職員が簡単に閲覧できる環境が必要と考えました。また、他部門の作成したマニュアル等を参考に、よいところをどんどん取り入れることができる環境を作ることで、文書の改善への期待もありました。

　そこで、電子カルテのネットワーク上で、文書を閲覧できる環境にすることを考えました。しかし、ネットワーク上に共有のフォルダを配置し、作成された文書を公開するだけでは、知らない間に職員に更新されていた等のリスクがあるため、**エンドユーザーである職員からは、検索と閲覧機能のみの権限、特定の人には検索と閲覧の機能に加えて更新の権限を与えて、実際の運用ができるようなソフトウエアの開発と導入**を、ゴールとして設定しました。

## 1-3-3 文書管理システム導入までのスケジュールを決めよう

**ゴールのイメージを具現化するために、スケジュールを立案する必要があります。そのためには、どの作業にどれくらいの時間がかかるか、目安を頭に入れておくことが重要です。各病院がどのような項目を挙げ、スケジュールを立案したのかを参考に、文書管理を組織的なシステムとして導入するまでのスケジュールを決めましょう。**

　文書管理システムを病院全体に効率的に導入するためには、スケジュールを立案した上で進めていくことが大切です。いつもスケジュール通りに進むわけではありませんが、文書管理システム導入の関係者全員に対して、いつまでに何をやるのかを共有することに役立ちます。スケジュール通りにいかなくても、そのような問題点を早期に把握して対応策を打つことも可能となります。

　これまでにも説明してきましたが、1つずつステップを積み重ねていかないと、頓挫したり立ち消えたりしかねません。図1-7に示した工程の具体的な作業内容は病院によって異なることはありますが、工程そのものの流れやその実施順序は各病院が立てた文書管理システムのゴールのイメージに関係なく、すべての病院で通用します。

　以下に、それぞれの工程の概要と、配慮しておきたいことをまとめました。

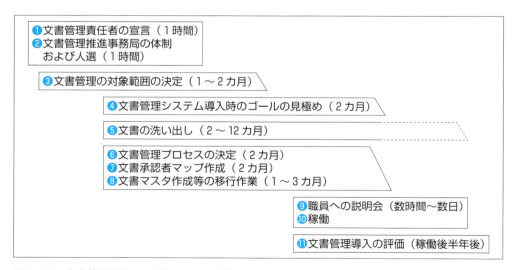

図1-7　文書管理導入スケジュールのめやす

### ◆ 文書管理システム導入までのスケジュール

**❶文書管理責任者によるキックオフ宣言（工数：1時間〜）**

　文書管理システムを構築・導入していくことを組織内に宣言し、病院内でのシステム構築を管理責任者に委任することを周知します。

　文書管理のためだけの責任者を設けることは、絶対にしてはいけません。事例を読んでいただくとわかるように、医療安全や医療の質を管理している部門や委員会の長を文書管理の責任者にすることで、他の改善活動とリンクして展開されます。管理責任者が決定したら、病院幹部や医師を含め、なるべく多くの職員を募って、全職員対象のキックオフミーティングを開催したほうがよいでしょう。それは、病院として文書管理を始めることを職員に伝える目的と、病院幹部や医師に文書管理という取り組みを始める覚悟を持たせるという、2つの目的があります。

**❷推進事務局の体制および人選（工数：1時間〜）**

　組織として体制と人選を行い、文書管理システム構築の事務局の体制を決定する作業です。❶と同じですが、医療安全や医療の質を管理している部門や委員会の事務局が文書管理の事務局を担うことが必要です。別途異なる部門や委員会を設置するよりも、上記のような部門や委員会の取り組みの中に盛り込むことが、うまく運営するための秘けつです。QCサークル活動の事務局もよいかもしれません。できれば、❶と同時期に検討し、キックオフのときにメンバー紹介もするとよいでしょう。

**❸文書管理の対象範囲の決定（工数：1〜2カ月）→ステップ❶-3-❶参照**

　対象範囲を決定する際に、相談したほうがよい部門や委員会として、以下のような部門が挙げられます。

- ・医療安全管理部門　　・クリニカルパス管理部門
- ・医療情報管理部門　　・情報システム管理部門
- ・事務文書管理部門　　・ホームページ管理部門　　など

**❹文書管理システム導入時のゴールの見極め（工数：2カ月）**

　→ステップ❶-3-❷参照

　関係部門と相談し、導入時点のゴールを文書管理推進事務局、文書管理責任者で検討し、病院幹部に説明します。❹〜❼は併行して作業を進めることが可能です。

**❺文書の洗い出し（工数：2カ月〜12カ月）→ステップ❷-1-❶参照**

　非常に時間がかかることが予想される作業ですが、時間をかけてでも洗い出すことが重要です。各部門や委員会への相談や教育もこの期間に含まれます。

❻ **文書管理プロセスの決定（工数：2カ月）→ステップ❸-2参照**
　一元管理をどう運用するかを決める作業です。

❼ **文書承認者マップの作成（工数：2カ月）**
　→ステップ❶-3-❺参照
　文書管理推進事務局が基本的に作成しますが、病院幹部との相談も必要になってきます。

❽ **文書マスタ作成等の移行作業（工数：1～3カ月）**
　導入する文書管理システムにより工数は異なります。
　パターン1：文書管理支援ソフト導入→ステップ❸-1と❸-2参照
　パターン2：情報共有システムの活用→ステップ❸-1と❸-2参照
　パターン3：病院独自の文書管理システムの開発→ステップ❸-1参照

❾ **職員への説明会（工数：数時間～数日）→ステップ❹-2参照**
　導入直前の職員への説明会、教育の場です。広く伝えるための時間をとる必要があります。

❿ **稼働**
　文書管理導入のマイルストーンの日付を決めましょう。

⓫ **文書管理導入の評価（稼働してから半年後）**
　文書管理導入による評価をする日を決めておきましょう。

## 事例　文書管理システム導入のスケジュール

# ■ 古賀総合病院

　スケジュールの立案は、推進事務局の職員4名（医療の質・安全担当、情報システム担当）で行いました。

　文書管理システム導入のスケジュール立案にあたり、特に配慮したのは、電子カルテ導入スケジュール（図1-8）とのすり合わせでした。

　2014年8～10月中旬にかけ、電子カルテWGが、電子カルテ導入に向け、登録文書の洗い出しを行っていました。その情報もふまえながら、10月上旬に文書管理の意義に関する全体研修を行い、今後の進め方のスケジュールを立案しました（図1-9）。

　文書管理システムと電子カルテの導入の足並みを揃える理由は、次のようなこと

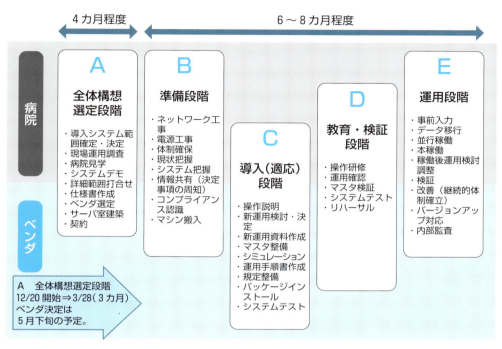

図1-8　電子カルテ導入スケジュール（古賀総合病院）

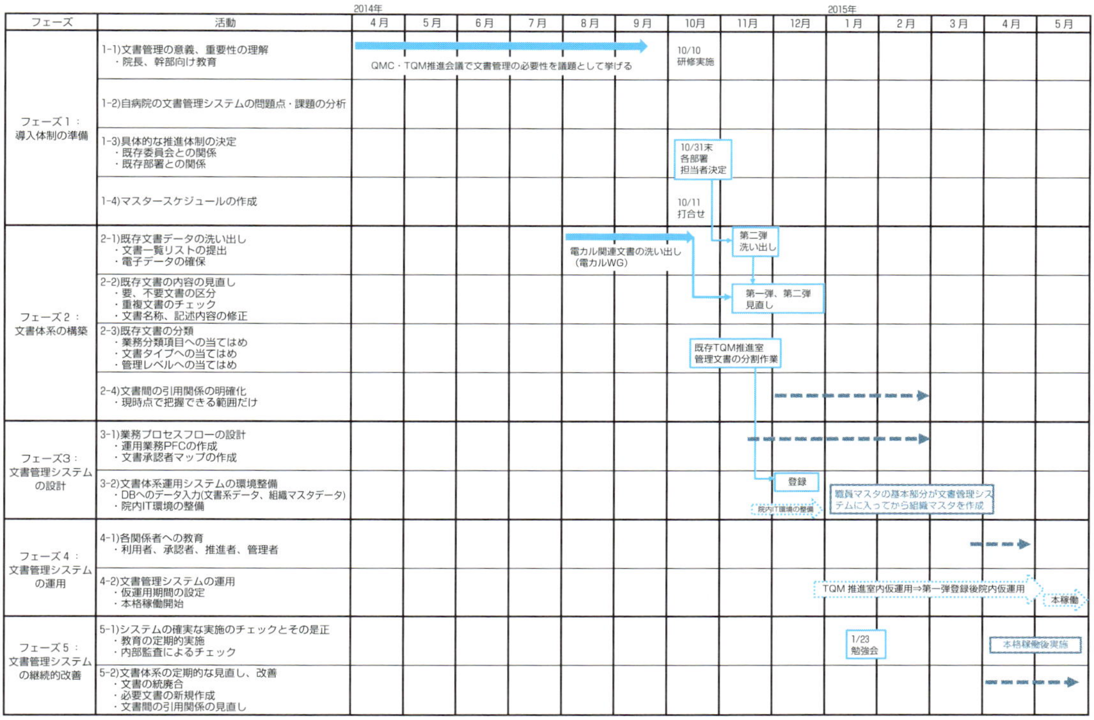

図1-9　文書管理システム導入スケジュール（古賀総合病院）

ステップ1 ●導入体制の準備

がありました。

> ・文書管理システムの再構築は、病院機能評価のためでもISO9001のためでもなく、現場の改善のためであることを再認識してもらう。そのためにも電子カルテが導入されるこのタイミングで作成・修正される文書を含め、すべてを一元管理し、意味のある活動をしていこう、という意識を現場にもってもらう。
> ・電子カルテと同時期に導入することで、一元管理の電子化などシステム変更への拒否感を現場にもたせずに自然に導入する。

今、導入を終えて振り返ると、現場への文書管理の教育や文書見直しの時間をもっととればよかったと反省しますが、電子カルテ導入の時期に合わせたこと、そして、これまでのQMSの活動があったことで現場の理解、協力を得られたため、比較的短い作業時間で多くの並行作業を行うことができたと思います。

## ■ 前橋赤十字病院

文書管理システムの導入にあたり、推進事務局で導入スケジュール案を作成しました。次に、QMS部会長（運用責任者）と協議し、ある程度の案が完成した段階でQMS部会および幹部に提起し、事前にコンセンサスを得て取り組みを開始しました。

当院では、QMSを導入し、標準化が進んだことでPFCが増えてきたため、文書管理システム導入の必要性が高まっていました。そこで、スケジュールの作成にあたっては、運用開始までに洗い出された文書が改訂されてしまうことを避けるため、文書の洗い出しから運用開始までを短期間で行うことに特に配慮し、キックオフから運用開始までを7カ月としました。具体的な導入スケジュール（図1-10）と導入ステップを示します。

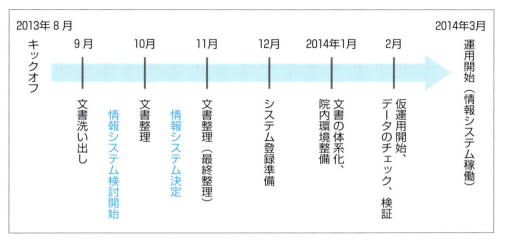

図1-10　文書管理システム導入スケジュール（前橋赤十字病院）

●導入ステップ
1）文書管理システムキックオフ（文書管理責任者からの宣言）
2）文書管理の文書対象範囲の決定、説明
3）文書の洗い出し
4）各部門、部署へのヒアリング
5）文書管理プロセスの決定（並行作業）
6）文書承認者マップ、文書周知者マップの作成（並行作業）
7）情報システムの選定（並行作業可能だが工数は流動的）
8）文書マスタ作成等の移行作業（並行作業可能）
9）説明会（複数回開催）
10）運用開始・文書管理システム稼働

## 1-3-④ 推進担当者を決めよう

立案したスケジュールを実現するためには、院内の全部門、委員会の協力が必要不可欠です。文書管理を導入・推進する体制を整えていくために、各部署に文書管理の運営・推進担当者を決めましょう。

　文書管理は、全職員が何らかの形で関与するという性質上、導入にあたっては、ある特定の人だけの努力によるのではなく、全員参加の組織的なアプローチが必要です。文書管理の取り組みは、短期間で終了する取り組みではなく、長期的に継続していかなければならないからです。人事異動や退職等で、推進事務局の担当者が変わることも想定しつつ、仮にそのような場合であっても形骸化せず、きちんと取り組みが継続していける体制を、組織として整えることが求められます。

### ● 文書管理の推進体制のイメージ

　文書管理を病院内で推進するための体制イメージ図が図1-11です。原則的には、院内の文書管理責任者（図1-11 a）は病院のトップである院長、または幹部層の方です。運用責任者（b）は文書管理の運用に関わる重要事項の審議、アドバイス、他の幹部層との調整役になります。院長が兼任することもありますが、医療安全や医療の質を管理している部門や委員会の長がなることが多いようです。

　文書管理運用担当者（c）は、文書管理の事務局機能を果たしますので、医療安全管理担当の看護師やQCサークルの事務局というように、医療安全や医療の質を管理し、組織横断的な活動をしている部門・委員会の事務局や担当者が担ったほうがうまくいきます。別途、新たな部門や委員会を設置するより、既存のQMS活

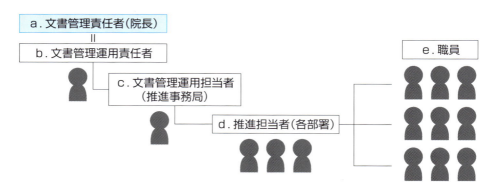

図1-11　文書管理推進の体制イメージ図

表1-5 文書管理推進担当者の役割

| 担当者区分 | 役割 |
| --- | --- |
| 文書管理責任者（院長） | ・最終意思決定者<br>・外部、内部に対する説明責任を担う |
| 文書管理運用責任者 | ・文書管理運用担当者の相談役<br>・幹部層との調整役 |
| 文書管理運用担当者（推進事務局） | ・病院全体の推進事務局<br>・文書管理システムの構築、活動推進、勉強会の企画 |
| 推進担当者（各部署） | ・所属部署内の文書管理の取りまとめ、推進役<br>・文書の登録、改訂、周知およびその指導 |
| 職員 | ・文書の検索、閲覧、登録、改訂、周知の実施 |

動などの取り組みに盛り込むことが効果的です。総務課や企画課がこれに関与する場合もあります。

　推進担当者（d）は、所属部署内での文書管理の推進役となりますので、各部署からキーマンとなる方を選んで、あらかじめ推進コアメンバーに入れておくとよいでしょう。

　各職員（e）は、文書を検索・閲覧するとともに、文書の登録や改訂作業に関わる場合もありますが、一番大事なことは、新規作成または改訂された文書の中で自分に関わる文書の内容をきちんと確認（周知）し、そのとおりに業務を実施することです。

● **文書管理はQMSの一翼**

　なお、図1-11と表1-5では文書管理に特化して推進体制を示していますが、文書管理最終責任者はQMSの責任者でもありますし、文書管理運用担当者はQMSやTQM全体の推進事務局でもあります。院内のさまざまな委員会やプロジェクトと同じように、文書管理のためだけの運用責任者や推進担当者を設けるのではなく、QMSの構築、導入推進の一つの役割として、文書管理を位置付けて体制づくりをすることが重要です。

　例えば、事例の古賀総合病院ではTQM推進室、前橋赤十字病院では医療安全管理課が推進事務局となり、事務局の長である運用責任者は、どちらの病院もそれぞれの部門長が担っています。各病院の事例を参考にして、自病院での文書管理の推進体制を考えてみてください。

## 事例　文書管理の推進体制と担当者

# ■ 前橋赤十字病院

　当院では、文書管理責任者は院長ですが、実際の推進担当者は、文書管理運用責任者（QMS部会長）と文書管理運用担当者（QMS部会事務局）が中心となり、各部署から選出しているQMS推進者にも協力を仰ぎ運用することにしました（図1-12）。各役割については以下のとおりです。

・文書管理責任者：院長
　　すべての責任と権限をもちます。

・文書管理運用責任者：QMS部会長（副院長）
　　文書の運用管理の実務における責任と権限を有し、文書管理運用担当者の相談役です。

・文書管理運用担当者：医療安全管理課
　　当課は、2007年のQMS開始以降、活動の事務局として関与してきたことから、文書の運用管理全般の事務担当とQMS推進者や各職員との連携や調整役も担っています。また、医療安全や感染管理等の専従スタッフやチーム医療関係者と同じ部屋で業務しているため、それぞれのスタッフとの連携も図りやすく、院内で発生している課題等にも速やかに対応できる環境となっています。

・QMS推進者：各部署のQMS活動のメイン担当者
　　医師以外の職種は、業務に精通している係長、主任クラスとし、自部署のQMS活動の中心的役割を担う人としました。QMS推進者は、内部監査など、

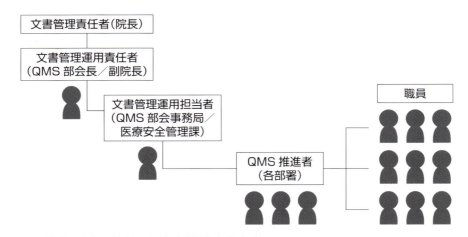

図1-12　推進担当者の体制・役割（前橋赤十字病院）

文書管理以外のQMS活動にも携わっています。また、診療部門（医師）に対しては、各科の医師事務作業補助者に協力を依頼することで、運用を円滑に進めるようにしました。

## ■ 古賀総合病院

当院の推進事務局はTQM推進室が担い、運用責任者はTQM推進室室長、運用担当者は副室長を筆頭にTQM推進室メンバーが担いました（図1-13）。

各部署の推進担当者には、文書管理支援ソフト導入に伴う作業だけでなく、支援ソフト導入後も引き続き担当部署の文書改訂、文書の統廃合や部署内での周知など、各部署の文書管理を行う中心的存在になってもらうことをTQM推進室では想定していました。

そのため、推進担当者を選出する際には、その旨を伝えて部署長へ依頼し、また、これまでのQMS活動、特に内部監査に関わってきたメンバー、もしくは現場に近いメンバー（主任等）を中心に選出してもらうよう付け加えました。

その理由は、これまで内部監査に関わってきているメンバーは、部門の文書を把握しているため、今後発生する文書の洗い出しや整理の作業を理解し、スムーズに作業を進めていけると考えたからです。

主任や次の世代を担う職員に推進担当者になってもらうことで、文書管理の知識をもち、部署内で文書管理に関する周知者になってほしいという期待も大きくあったため、そのようなメンバー選出を依頼しました。

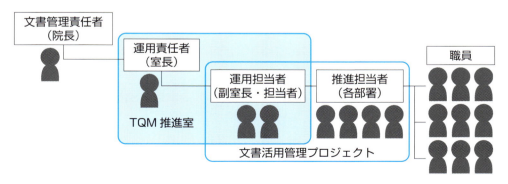

図1-13　推進担当者の体制・役割（古賀総合病院）

## 1-3-⑤ 文書の承認者マップを作成しよう

> 文書を一元管理するために、病院の業務を示す「業務分類」を縦軸、病院の体制（院長・幹部、各部門、会議体、委員会）を横軸にした「文書承認者マップ」を作成しましょう。このマップにより、どの文書（＝業務）を院内のどの部門や委員会が担当、関与しているかを整理し、再確認してから文書の整理を行うことで、組織的な文書管理システムの導入を効率的に進めることができます。

　文書を一元管理するためには、文書を承認し、周知させるプロセスを病院内で構築することが必要である、と第2章で述べました（28ページ参照）。それでは、具体的にどの文書を誰に承認させるのかを、どのように決めていけばよいのでしょうか。そこで登場するのが、「業務分類」と「組織図」です。

　病院で行われている業務は、124種類の業務分類（178ページ参照）のどこかに当てはまります。この業務分類と病院の組織図をクロスさせ、それぞれの業務を担当する部署・部門を明らかにし、どこが責任や権限を担うかを整理していきます。

　この作業によって病院全体の業務や機能を理解することができ、かつどの部門や委員会がどのような業務や機能を果たしているのかが見えてきます。また、承認者

| 業務大分類 | 業務中分類 | 業務小分類 | 1 | 2 | 3 | 4 | 5 | 6 | 7 | 8 | 9 | 10 | 11 | 12 | 13 | 14 | 15 | 16 | 17 | 18 | 19 | 20 | 合計 |
|---|---|---|---|---|---|---|---|---|---|---|---|---|---|---|---|---|---|---|---|---|---|---|---|
| 経営フレームワーク管理 | 質経営戦略立案 | | | | | | | | | | | | | | | | | | | | | | | |
| | 質マネジメントシステムの企画・設計 | 質マネジメントシステムの企画 | | | | | | | | | | | | | | | | | | | | | | |
| | | 質マネジメントシステムの設計 | | | | | | | | | | | | | | | | | | | | | | |
| | 質マネジメントシステムの実装と運用 | 組織体制の設計 | | | | | | | | | | | | | | | | | | | | | | |
| | | 方針管理 | | | | | | | | | | | | | | | | | | | | | | |
| | 質マネジメントシステムの改善 | 内部監査 | | | | | | | | | | | | | | | | | | | | | | |
| | | 有効性レビュー | | | | | | | | | | | | | | | | | | | | | | |
| | 質マネジメントシステムの革新 | 戦略的レビュー | | | | | | | | | | | | | | | | | | | | | | |
| | | 自己評価 | | | | | | | | | | | | | | | | | | | | | | |
| 診療プロセス管理 | 患者ID情報登録管理 | | | | | | | | | | | | | | | | | | | | | | | |
| | 入退管理 | 来院管理-来院予約確定・変更管理 | | | | | | | | | | | | | | | | | | | | | | |
| | | 来院管理-受付管理 | | | | | | | | | | | | | | | | | | | | | | |

図1-14　文書承認者マップ（部分）

マップをつくることで、どの部門や委員会がどのような文書をもっているか、推進事務局でイメージすることができ、ステップ2で最も手間のかかる「文書の洗い出し」作業の際にも大いに役立ちます。

### ●「文書承認者マップ」の作成手順

文書を一元管理するためには、文書を承認し、周知させるプロセスを病院内で構築することが必要です。そのために、病院内の文書とその承認者を対応づける（マッピング）作業を行います。作業手順は以下のとおりです。

❶「業務分類」（124種類）と病院の「組織図」を準備します。業務分類は、Web資料にあるExcelファイルのテンプレートをダウンロードして活用してください。病院の組織図は、部門が書かれている組織図と委員会が書かれている組織図の2種類が必要です。組織図は、部や課のレベルまで書かれているものを使用してください。

❷「業務分類」と「組織図」を合体させます。ダウンロードした「文書承認者マップ」（図1-14）は、縦に「業務分類」が入っていますので、横に「組織図」の部門や委員会名を記入していきます。

❸マッピングをしていきます。やり方としては、2つの視点があります（次ページ図1-15）。

・視点1：業務分類からあてはまる部門・委員会を探す

業務分類を読んで、その業務からあてはまる部門や委員会を探して印をつけます。このときに注意が必要なのは、業務分類に書かれている業務の意味を理解していること、そして、実際に病院で行われている業務と業務分類がある程度一致した上であてはめることです。

・視点2：部門・委員会からあてはまる業務分類を探す

部門や委員会の名称を見て、行っている業務分類をあてはめる、というやり方です。川口市立医療センターの事例のように、それぞれの部門や委員会の職務分掌や業務を参考に当てはめていくと効率的でしょう。

❹視点1と視点2の両方から、複数の人の視点で確認します。最終的には、経営陣にも確認してもらうことをおすすめします。

また、業務分類に1つも○が付いていない場合、つまり該当する業務を管理・担当する部門や委員会がない、ということがあるかと思います。その場合、3つの理由が考えられます。

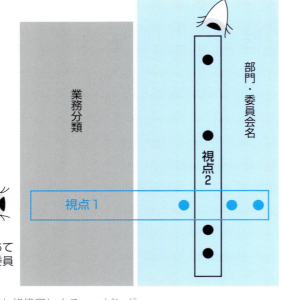

図1-15　業務分類と組織図によるマッピング

- どこかの部門や委員会で○を付け忘れている場合
    ➡ その業務から思い浮かぶ部門や委員会から、再度あてはめましょう。
- 組織図から部門や委員会が抜けている場合
    ➡ あてはまる部門や委員会を書き足し、改めてあてはめましょう。その際、組織図の修正も行ってください。
- 本当にその業務を行っている部門や委員会がない場合
    ➡ 本当にその業務や機能が必要ないかについては、どこかで検討する必要があるでしょう。

逆に、ある部門または委員会に1つも○が付いていない場合、つまりその部門または委員会が担当・管理する業務がない、ということも起こり得ます。その場合は、2つの理由が考えられます。
- どこかの業務分類で○をつけ忘れている場合
    ➡ その部署や委員会で実際に実施されている業務内容をもう一度確認し、あてはまる業務分類に○を付けてください。
- 本当に管理・担当する業務がない場合
    ➡ その部署や委員会における業務分掌が、明確に定まっていないことになりますので、そこから見直します。

## 事例　文書承認者マップの作成

### ■ 川口市立医療センター

　当院では文書管理システム構築にあたり、組織機能図（2016年現在）をもとに、まず「文書承認者マップ」を作成しました。この作業は、クオリティマネジメント室副室長と改革担当副院長で素案を作成しました。

　「業務分類」に記載されている用語や、用語の定義から、各部門や委員会で行われている業務や活動をイメージし、その業務や活動を果たしている主の部門・委員会を決め、さらに関係する部署・委員会に印をつけていきました（マッピング）。この時点では、印がつかない項目があったり、印が1つしかつかない委員会があったりしました。

　次に、委員会要綱や委員会議事録を調査し、要綱と委員会が実際に活動している内容とのくいちがいを洗い出しました。実際の活動内容をもとに見直したところ、「業務分類」のマッピングの数が増減しました。

　また、各委員会や会議体の立ち位置と果たすべき機能を見直した結果、

- 委員会の合併
- 委員会の業務内容の見直し
- 委員会の統廃合

を病院へ提案しました。例えば、「医療機器安全管理委員会」は廃止し、「医療安全管理委員会」に医療機器管理責任者を担える臨床工学技士を委員として加えました。

### ■ 前橋赤十字病院

　まず当院の組織図を示します（91ページ図1-17、92-93ページ図1-18）。診療部門の組織体制が特徴的であり、診療科ごとに意思決定権をもっています。

　文書承認者マップの前段階として、責任権限マップを作成していました（次ページ図1-16）。これは、「業務分類」を縦軸、部門（部門、部署、委員会などの個々の単位）を横軸に並べ、どの業務に対してどの部門が責任権限を有しているのかを考慮して作成しました。

　責任権限マップの作成は、推進事務局が行いました。方法としては、「業務分類」を見て、その業務にあてはまる部門・委員会に印をつけていきました。推進事務局は、普段からさまざまな部門と連携して業務を行っており、各部門・委員会が何を

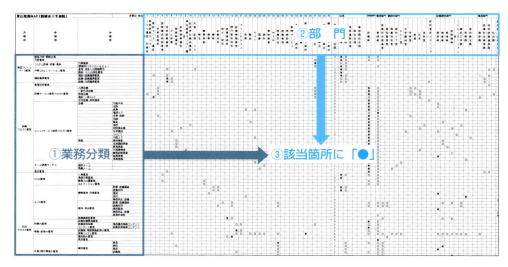

図1-16　責任権限のマッピング作業（前橋赤十字病院）

しているのか理解していたため、あまり苦労せずに作成できました。

　文書承認者マップは、責任権限マップを見直す程度で置き換えることができました。その際、特に気をつけたのは、診療業務に関連する二次文書の承認マッピングです。

　例えば、内科部で作成した文書を外科部長が承認するケースはないと考え、各診療部が作成した二次文書については、診療部の代表としてQMS部会長（副院長）が承認することにしました。文書承認者マップは、当院では推進事務局で案を作成してQMS部会で検討、承認し、最終的には幹部会議や管理会議（部長級以上の会議）に提出し、コンセンサスを図りながら完成させました。

　なお、当院では、文書承認者マップから病院組織図を改訂した事例は発生しませんでした。

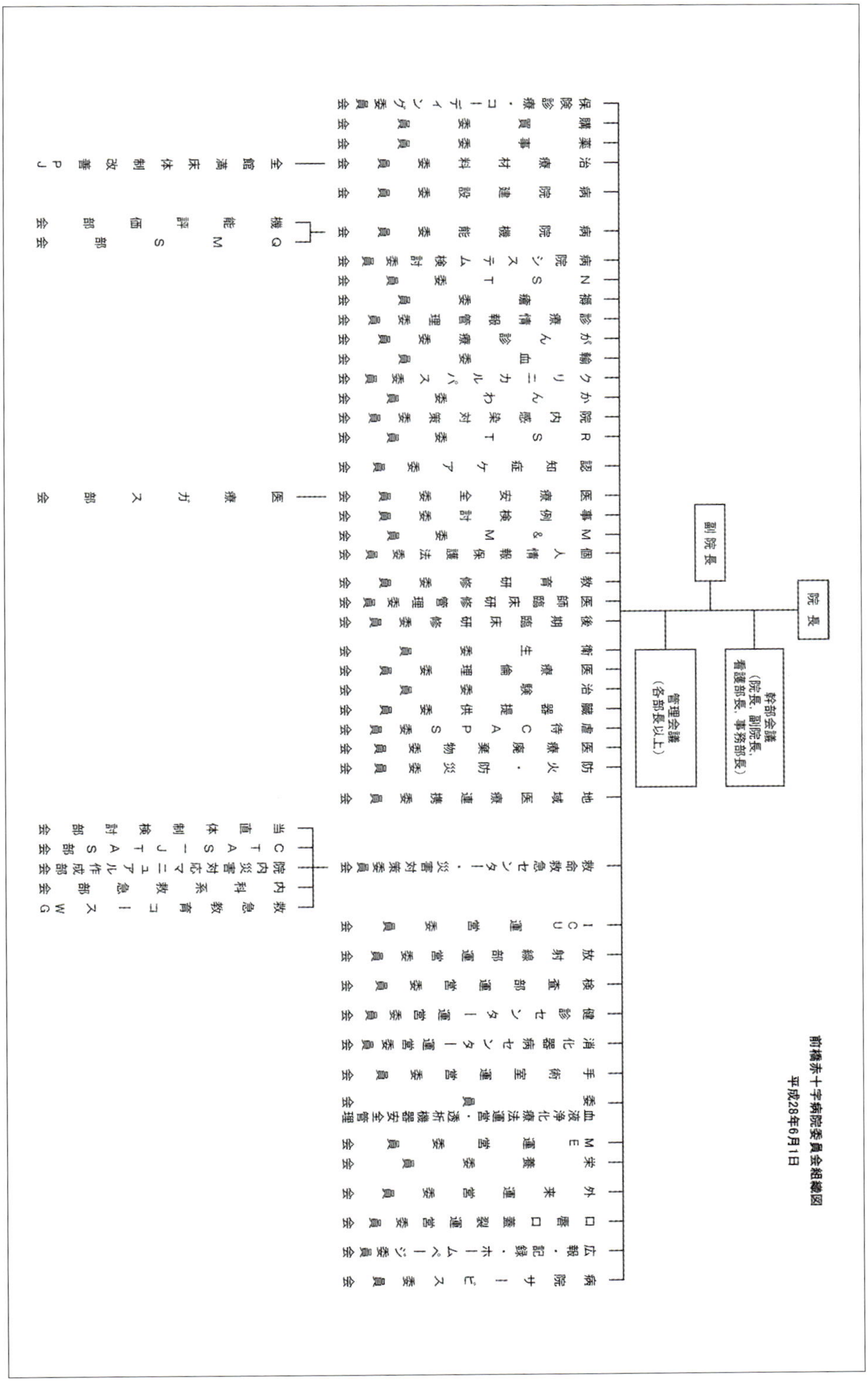

ステップ 1

## 3 推進事務局と体制を決めよう

図1-17 委員会組織図（前橋赤十字病院）

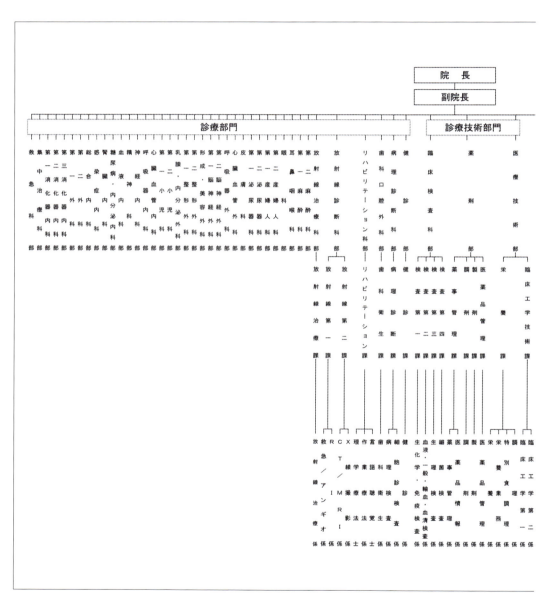

図1-18 病院組織図(前橋赤十字病院)

# 3 推進事務局と体制を決めよう

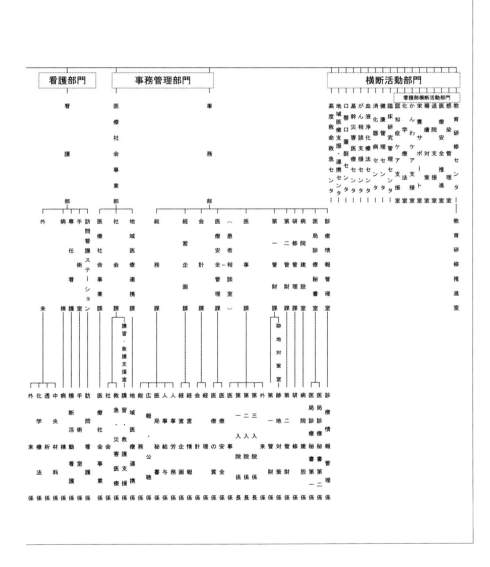

ステップ1 ● 導入体制の準備

# 1-4 準備の進み具合をチェックしよう

①文書管理導入について、病院幹部（院長、事務長、看護部長等）の理解は得られましたか？

☐はい

☐いいえ→46ページを振り返り、もう一度理解を得られるようにしましょう。ここで理解を得られないと、導入の途中で進まなくなる可能性があります。

②管理体制、特に運用責任者や推進事務局は決まりましたか？

☐はい　　（運用責任者：　　　　　　　推進事務局：　　　　　　　）

☐いいえ→運用責任者、推進事務局が決まらないと、先へ進めません。院内にある委員会や部門と相談して、管理体制を検討しましょう（82ページ参照）。

③各部門の推進担当者は決まりましたか？

☐はい

☐いいえ→各部門の協力がなくては進みません。部署ごとの推進担当者を決めましょう（82ページ参照）。

④文書管理の対象範囲は決まりましたか？

☐全文書

☐一部は対象外→対象外にしている文書は何ですか？　その理由は何でしょうか。もう一度66ページを読んで、対象外にしてよいか関係者で検討しましょう。

⑤文書管理導入時のゴールのイメージは決まりましたか？
　１）文書管理支援ソフトの導入→予算計画の立案や医療情報管理部門、情報システム部門等関連部門との相談は終わりましたか？

　　□はい、終わりました
　　□いいえ、終わっていません→予算計画、関係部門との相談ともに重要です。相談したうえで、このゴールでよいかもう一度判断してください。

　２）情報共有システムの活用→このシステムのメリット、デメリットを推進事務局、文書運用責任者が理解できていますか？

　　□はい、できています
　　□いいえ、できていません→（71ページ参照）

　３）病院独自の文書管理システムの開発
　４）紙媒体での管理→この管理のメリット、デメリットを推進事務局、文書運用責任者が理解できていますか？

　　□はい、できています
　　□いいえ、できていません→（71ページ参照）


⑥文書管理の導入スケジュールは決まりましたか？

　　□はい
　　□いいえ→おおよそのスケジュールを立てましょう（76ページ参照）。


⑦「文書承認者マップ」はでき上がりましたか？

　　□はい
　　□いいえ→このステップではマップが完成していなくてもよいですが、組織図の整理だけはしておきましょう。

# ◆ステップ2 文書体系の構築

　ステップ2の文書体系の構築では、文字通り、自病院の文書体系を明確にすることが目的です。第2章でも解説したように、文書体系を明確にするということは以下の3点を指します。

❶どのような業務の文書がどのぐらいあるかがわかる
❷誰が責任を持つべき文書かがわかる
❸どのような書式で書かれた文書かがわかる

　❶では、まず院内に存在する文書およびその元データを洗い出すことから始め、各文書が業務分類のどれに当てはまるかをひも付けることです。これによって、どのような業務の文書がいくつかあるかが把握できるようになります。また、業務内容が書かれたものが文書ですから、業務どうしに実施の流れや順序があるように、文書どうしにも関係があります。したがって、各文書の引用、被引用関係を明確にすることも大事です。

　❷では、文書を管理する主管部門・委員会、またその文書に関連する部門・委員会を明らかにします。主管部門・委員会を決めるということは、各文書の管理責任者を明らかにすることです。そして、関連する部門・委員会を決めるということは、各文書の改訂や変更、周知の対象者を明らかにすることです。

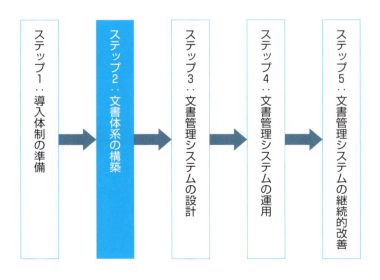

❸では、文書タイプによって文書の書式が異なります。書式を統一することは、その文書を読む側からすれば、記載内容を効率的に理解するためには必要不可欠です。

　以上の❶～❸を明らかにするために、ステップ2では具体的に以下の流れで実施していくことになります。

ステップ2-1　　院内にある文書を集めよう
　　2-1-1　文書の洗い出しを始めよう
　　2-1-2　文書のデジタルデータを集めよう

ステップ2-2　　集めた文書を整理しよう
　　2-2-1　文書一覧とデジタルデータをチェックしよう
　　2-2-2　文書を業務分類にひも付けしよう
　　2-2-3　引用関係がある文書を整理しよう
　　2-2-4　文書を見直そう

# 2-1 院内にある文書を集めよう

## 2-1-❶ 文書の洗い出しを始めよう

　文書体系を構築するにあたり、院内にある文書を洗い出し、全体像を把握することはとても重要です。しかし、現在どこにどれだけの文書があるのか、すべてを知っている人は、おそらくいないでしょう。文書を洗い出すには、時間と手間がかかります。どのように進めれば、効率的かつ網羅的に院内の文書を洗い出すことができるか、病院の事例を参考に考えてみましょう。

### ● 推進事務局から各部門へのアプローチ

　「部署内の全文書を提出してください」と号令をかけたからといって、各部門や委員会からサッと全ての文書が洗い出されることは、まずありません。文書の洗い出しを実施する上でのコツとして、各部門に文書管理の意義を理解してもらい、文書とは何か、どのような文書を提出して欲しいかをわかった上で協力してもらうことが重要です。

　事例紹介では、各部門への2つのアプローチがあります。

#### ❶部署ごとに事務局がヒアリングする方法

　前橋赤十字病院の事例がこのタイプです。全部門に推進事務局が赴き、文書管理に関するレクチャーを1時間程度かけて実施しています。推進事務局側の思いを説明し、主管部署とコンセンサスを得ることも目的です。実際に現場に保管している文書を見ながら説明できるメリットはありますが、現場との時間調整、何より推進事務局の手間がかかるというデメリットもあります。導入初期に文書管理の目的を現場に広く説明するために、必要な作業ではあります。

#### ❷各部門の担当者に集まってもらう方法

　古賀総合病院の事例がこのタイプです。❶のデメリットである推進事務局の手間は大幅に解消されますが、事務局が指定した日時に各部門から集まってもらうため、出席者が思い通りに集まらないデメリットはあります。

部門ごとの面談方式で実施し、他の部門の担当者もそれを一緒に聞くことで、他の部門の状況や必要な文書の例も感じ取ることができ、水平展開がしやすいというメリットがあります。その一方、会議室等で集まって議論するので、現場にある文書が見えず、どのようなものが適切なのか、具体的な議論が進みにくい、というデメリットもあります。

　2つの方法それぞれにメリットとデメリットがありますが、現場の職員と顔を突き合わせて議論することが最も重要です。

　また、その時点で最新となっている文書を洗い出すことが主な目的であることから、洗い出しの期間は長くても3カ月程度としましょう。このステップのときは、文書の改訂要望や改善していきたいという話が出たとしても、文書管理システムが稼働してから行うように促すことをおすすめします。なぜならこの段階で文書の作成や改訂に手をつけてしまうと、文書管理システムを院内に導入することができなくなってしまうことがあるからです。

### ● 文書の洗い出しのポイント

　文書の洗い出しのポイントは、管理の対象とした文書を、漏れなくかつ効率的に抽出することにあります。各部門に依頼する前に注意しておいたほうがよいこと、洗い出すときのフォーマット、洗い出しのために実践したほうがよいこと、陥りやすい落とし穴について、まとめておきます。

　まず、文書を洗い出す前に、院内の部門や部署、委員会等の会議体がどのくらい存在するのかを知る必要があります。これは、ステップ1-3-1で文書管理の対象範囲を決め、1-3-5で組織図を確認しましたので、すでに把握されていることと思います。また、1-3-4で各部門の推進担当者を決めましたので、その方がたと連携しながら進めていくことが大切です。

　次に、文書を洗い出すときには、専用のフォーマットがあったほうが、効率的に文書の情報を抜け漏れなく提出してもらうことができます。文書一覧フォーマットと、それぞれの項目の説明を次ページ図2-1に示します。

　このフォーマットに基づき、各部門から文書の一覧を出してもらいましょう。長い期間（2～3カ月）を設定すると、各部門で文書を作成しなおしたりするので、提出までの期限は1カ月程度でよいでしょう。

　このときに大事なことは、各部門が保有している文書を洗いざらい提出してもらうことです。

提出の際、各部門／委員会に注意して確認してもらいたい項目として、「文書名」と「ファイル名」があります。

○**文書名は、何について書かれた文書かわかる名称にする**

わかりにくい場合は、文書名を見直した上で提出してもらうとよいかもしれません。

○**文書名とファイル名を統一する**

内容を適切に表現した「文書名」を「ファイル名」にすることで、文書の識別がしやすくなります。また、ファイル名にバージョンや発行日などの情報は入れないようにしましょう。原本管理がしにくくなります。

| ID | 文書名 | ファイル名 | PDFファイル名 | 文書タイプ | 業務分類 ||||
|---|---|---|---|---|---|---|---|---|
| | | | | | 大分類 | 中分類 | 小分類 | 詳細分類 |
| 1 | | | | | | | | |
| 2 | | | | | | | | |
| 3 | | | | | | | | |
| 4 | | | | | | | | |
| 5 | | | | | | | | |
| 6 | | | | | | | | |
| 7 | | | | | | | | |
| 8 | | | | | | | | |
| 9 | | | | | | | | |
| 10 | | | | | | | | |

- 文書名 ← 文書のタイトル
- ファイル名 ← 文書の電子ファイル名
- PDFファイル名・文書タイプ・業務分類 ← （第2章を参照）

| 管理レベル | バージョンNo | 主管 | 主管区分 | 発行日 | 引用文書 |
|---|---|---|---|---|---|
| | | | | | |
| | | | | | |
| | | | | | |
| | | | | | |
| | | | | | |

- 管理レベル ← （第2章を参照）
- バージョンNo ← これまで管理されていれば、そのバージョン。新規であれば「1」
- 主管 ← （第2章を参照）
- 主管区分 ← 部門または委員会
- 発行日 ← これまで管理されていれば、その発行日。新規であれば提出日
- 引用文書 ← 他の文書からの引用、または他の文書に引用されているものがあれば、その文書名を記載

図2-1　文書一覧フォーマット

| 事 例 | 文書の洗い出し |

# ■ 前橋赤十字病院

　当院には、電子カルテシステム等の情報システムが整備されているため、イントラネットを活用し、共有フォルダを使って文書の洗い出しをすることが、提出する各部門にとっても、進捗状況を把握する文書管理事務局にとっても効率的であると判断しました。
　そこで、以下の方法で進めることとしました。

- 部門・委員会別に行う
- その時点で保有していると思われる文書を、推進事務局が用意した一覧表（図2-2）に記載する
- 文書そのもののデータ（電子化していれば最新の電子データ、紙媒体であれば紙文書）を集める

　そして、当院では約1年を要しましたが、各部門の洗い出しがある程度終了したタイミングで、部門ごとに訪問してヒアリングを実施しました。
　ヒアリングの目的は下記のように設定しました。

○文書管理についてのレクチャー
　　文書管理の意義、目的等を説明するとともに、推進事務局と各部門のスケジュールのすり合わせをしました。

○管理対象外文書の見定め
　　現場が必要・不要の判断に悩んでいると考え、実際に文書を見ながらすり合わ

| 院内文書（内部文書）洗い出し調査 | | | | | 提出部門（部署）/委員会：_____<br>提出責任者：_____ |
|---|---|---|---|---|---|
| No. | 文書名 | 管理レベル | 主管部門（部署）/委員会 | 文書データの有無 | 備考 |
| 1 | | | | | |
| 2 | | | | | |
| 3 | | | | | |
| 4 | | | | | |
| 5 | | | | | |
| 6 | | | | | |
| 7 | | | | | |
| 8 | | | | | |
| 9 | | | | | |
| 10 | | | | | |

図2-2　文書洗い出しの調査表（前橋赤十字病院）

| No. | 日付 | 曜日 | 対応可能 | 9:30～10:30 | 10:30～11:30 | 11:30～12:30 | 12:30～13:30(昼休み) | 13:30～14:30 | 14:30～15:30 | 調整 | 16:00～17:00 | 17:00～18:00 |
|---|---|---|---|---|---|---|---|---|---|---|---|---|
| 8 | 7月25日 | 金曜日 | PM | | | | | 救命センター<br>病棟 | 手術室 | | 放射線部／<br>放射線部運営委員会 | 空き枠 |
| 9 | 7月30日 | 水曜日 | FULL | 臨床検査科部／<br>輸血委員会 | 病理診断部 | | | 臨床工学<br>技術課 | 薬剤部／<br>薬事委員会 | | ﾘﾊﾋﾞﾘﾃｰｼｮﾝ課 | （医事課）<br>保険診療委員会 |
| 10 | 7月31日 | 木曜日 | FULL | 感染管理室<br>院内感染対策委員会 | NST<br>NST委員会 | | | 褥瘡対策室<br>褥瘡対策委員会 | かんわ委員会 | | （管財課）<br>医療ガス委員会／<br>防火防災委員会 | 空き枠 |
| 11 | 8月1日 | 金曜日 | FULL | 企画情報管理課／<br>病院システム検討<br>委員会 | 病院建設室 | 人事課 | | 社会課／<br>救命救急センター・ICU運営・<br>災害対策委員会／<br>CTAS-JTAS部会／<br>救命センター改善検討部会 | 医療社会<br>事業課 | | 医局診療<br>秘書室 | 空き枠 |

図 2 - 3　部門別ヒアリングのスケジュール（一部）（前橋赤十字病院）

せをし、メモ的に使用している定型のない文書は管理対象外としました。また、連絡網などの個人情報が記載されている文書は、今回用いる情報システムでは閲覧制限をかける機能がないため、現時点では管理対象外とし、登録しないこととしました。

### ○文書名と文書のファイル名の一致の確認

### ○提出された文書の要・不要の確認（本当に使っている文書か）

これは現場に訪問しないとわからないと考えました。不要な文書があれば廃棄し、二度と使わないように指導しました。

### ○漏れている文書はないかの確認

現場で話をすると、登録はされていないが使用している文書が意外にあり、それらを登録してもらうように再度説明しました。

### ○文書運用上の問題点のヒアリング

現場で運用するにあたり問題であることはないか、悩みはないかを聞きました。

各部門 1 時間程度、約 2 週間かけて全部門を訪問しました（図 2 - 3）。ヒアリングには主管部署の長だけではなく、スタッフの中から担当者（業務精通者）にも同席してもらい、後日議事録を作成してフィードバックしました。

これにより、以下のような成果が得られました。

①文書管理の意義や目的を直接説明することで、文書管理システム構築について、職員の理解とコンセンサスを得られた。

②主管部署の文書に対する問題点などを聞くことで、互いに良好な関係が築けた。

③組織として管理する文書か否か、コンセンサスを図りながら決定できた。

## ■ 古賀総合病院

　まず、部署ごとに文書の洗い出しを行ってもらうこととし、各部署の文書管理推進担当者に、部署内の文書洗い出しと文書リストの提出を指示しました。しかし、文書一覧はなかなか集まりませんでした。

　そこで、文書一覧が出ていない部署の担当者に声掛けを行ったところ、文書管理に対する理解度に温度差があることがわかりました。担当者の中には初めて文書管理をする者もおり、「どこから、どのように手を付けたらいいかわからない」、「何を相談したらいいのかわからない」といった担当者もいました。また、各部署が抱えている課題も異なるように推進事務局としては感じました。

　そこで、推進担当者に対し、文書管理の意義と体系管理・一元管理に関する勉強会をあらためて行い、その上で、各部署と面談しながら文書の洗い出しを行いました。面談のスケジュールのイメージは表2-1の通りです。

　面談は、看護部とコメディカル・事務部門の2つのチームに分けて行いました（下の写真）。各部門の責任者と文書管理推進担当者に、文書一覧とそこに書かれている文書を持参してもらい、事務局の2～3名が次のような面談を実施しました。

表2-1　文書洗い出しのための面談スケジュール（古賀総合病院）

| 時間 | Aチーム<br>(看護部) | Bチーム<br>(コメディカル、事務部門) |
|---|---|---|
| 13:00-14:00 | A病棟 | 薬剤部 |
| 14:00-15:00 | B病棟 | 医事課 |
| 15:00-16:00 | 外来 | 資材課 |
| 16:00-17:00 | 手術室 | リハビリテーション技術部 |
| 17:15-18:00 | 勉強会、面談の振り返り | |

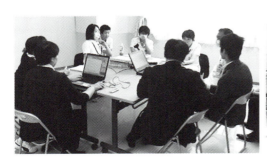
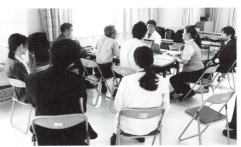

表2-2 文書管理プロジェクトと勉強会のテーマ（古賀総合病院）

| | | 文書管理プロジェクト | 部署面談 |
|---|---|---|---|
| 第1回 | 11/12 | 勉強会「文書管理とは（総論）」<br>部署内の文書洗い出しを指示 | ↓ |
| 第2回 | 12/15 | 洗い出し作業の進捗確認<br>文書洗い出し作業の疑問や問題点の確認 | |
| 第3回 | 1/23 | 面談（相談会）<br>勉強会「文書管理とは（各論）」 | |
| 第4回 | 2/23 | 洗い出し作業の進捗確認<br>今後の作業について確認 | |
| 第5回 | 4/17 | 進捗確認と今後の作業について確認<br>システム導入後の説明 | |
| 第6回 | 5/11 | 文書登録状況の報告<br>勉強会「システムの操作方法」 | |
| 第7回 | 6/11 | 勉強会「システムの操作方法」 | |

○文書管理の意義の説明

　これまで約10年間行ってきている文書管理の意義について、改めて説明しました。

○文書管理の方法の変更の説明

　文書管理の意義を理解してもらった上で、これまでの当院の文書管理の方法の問題点を説明し、院内の全文書を管理していく、という方針を説明して理解を得ました。

○漏れている文書はないか

　文書一覧に掲載されている文書について部門側から説明してもらいつつ、②の方法に変更した場合に文書として抜けているものがないかをディスカッションしました。

　また、面談の際には、他部署の職員も面談内容を聞くことができるようにオープンスペースにしました。これによって、参加した部署からは「他部署の話を聞くことで、今後の自部署での作業などに活用できる有効な面談だった」という意見をもらいました。

　面談終了後には勉強会を行い（表2-2）、面談で明らかになった共通の課題を文書管理推進担当者と共有しました。

　その後、複数回に渡り推進事務局と各部署とで個別の面談や相談を行い、提出された洗い出しリストを一緒に確認しながら、文書一覧を完成させていきました。

> **コラム　作業効率化のコツ**
>
> # 文書のフォーマットを決めよう

今もっている文書を整理・整頓し始めると、それぞれの部門で新しい文書を作り始めます。そのようなとき、事前に文書のフォーマットを決めておかないと、バラバラなフォーマットで作成され、文書管理に必要な事柄が抜けてしまい、あとで修正しなければならなくなります。

文書の基本情報として必要な事柄を、以下にまとめました（図2-4）。これを踏まえて、文書のフォーマットを作成しましょう。

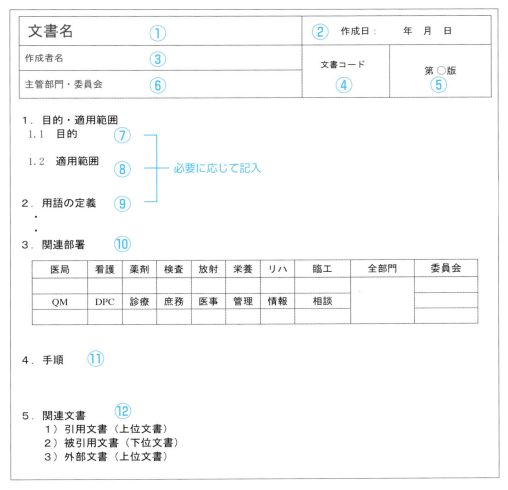

図2-4　文書フォーマットの例

## ● 文書フォーマットに記載すべき情報

①文書名：その文書を表すのに重要なものです。文書の内容を表現したタイトルにするようにしましょう。

②作成日（年月日）

③作成者名：この文書を主で作成した人の氏名、部門名を書きましょう。

④文書コード：設定したほうが一元管理がしやすければ、設定するとよいでしょう。ただ必ずしも必要ではありません。文書ごとに、管理レベル、業務分類、主管／関連部門が明確になっていれば必要ありません。

⑤版：版が変わるたびに、更新していきましょう。

⑥主管部門・委員会：この文書の主管部門・委員会名を書きましょう。

⑦目的：この文書を作成し、管理する目的は何かを書きましょう。

⑧適用範囲：この文書が書かれている範囲がどこまでなのかを書きましょう。例えば、業務の流れが書かれている文書であれば、始点（スタート）は何で、終点（ゴール）が何か、を書きましょう。業務の範囲や除外される範囲（診療科など）があれば、それも書いておくようにしましょう。

⑨用語の定義：略語やこの文書、業務で特出すべき用語があれば、それを書き出し、定義を書いておきましょう。

⑩関連部署：この文書に関連する部署・委員会に〇を付けましょう。これで管理レベルも考えることができます。

⑪手順：文書の内容となる具体的な手順を書きましょう。文字だけでなく図や写真も入れて、業務を遂行するのにわかりやすい手順を書きましょう。

⑫関連文書：この文書に関連する文書を、引用関係を考えて書きましょう。

また、改訂履歴（⑬）を残しておく必要がありますが（図2-5）、文書管理支援ソフトで改訂履歴を管理しているのであれば不要です。

| ⑬ 改訂履歴 ||||
|---|---|---|---|
| 作成・改訂日 | 版 | 改訂者 | 改訂理由・内容 |
| ○○／○○ | 1 | ― | 新規作成 |
|  |  |  |  |
|  |  |  |  |

図2-5　改訂履歴の例

## 2-1-❷ 文書のデジタルデータを集めよう

**各部門で文書が洗い出されたら、推進事務局で一括して集め、一元管理の準備を開始します。デジタルデータを集める際の効率的な収集の仕方と、そのときに発生しやすい問題点を学びましょう。**

　文書のデジタルデータを集めるときには、文書一覧とデジタルデータをセットで集めます。そのときに問題となるのが、現状、紙しかない文書のデジタルデータ化をどうするか、という点です。ステップ1-3-2で述べた文書管理システムのパターンによって、必要なデータの形も異なりますし、各部門に電子化をすべて委ねてしまうと、推進担当者の負担が大きくなり作業が進まなくなる危険性もあります。

　文書データを集める際には、各部門の作業量を考慮しながら、最も効率的な方法を工夫していく必要があります。事例の古賀総合病院では、文書のデータ化の一部を事務局が行うことで、担当者の負担軽減を図りました。

　収集する際に、現場に注意してもらう点を列挙します。

①文書名とファイル名が同じか

　　前項でも書きましたが、文書名とファイル名が異なることがよくあり、あとで判別できなくなります。文書名とファイル名が一致しているかを必ず確認して提出してもらいましょう。細かいことですが、英数字であれば全角か半角か、余計なスペース（空欄）が入っていないかなどのチェックが必要です。これは、再度現場に周知しましょう。

②1文書が1ファイルになっているか

　　複数の文書が、1つのExcelファイルの中で複数のシートを使って作成されている場合がよくあります。1シート＝1ファイル＝1文書にすることをおすすめします。

③1文書に複数の業務内容が書かれていないか

　　これも上記②と同様によく起こることですが、ひとつのwordファイルの中に、注射業務、輸血・点滴業務、看護ケアなど複数の異なる業務内容が書かれていることが見受けられます。紙ベースでの運用をしてきた病院では、文書の配布・閲覧に手間がかかるため、このような形態で文書を作成することが多いようですが、文書管理支援ソフトで運用するのであれば、その手間は大幅に避けられるので、ある1つの業務ごと（業務分類ごと）に1文書という単位で作成しておくことが、文書の管理上、非常に楽です。

## 事例　文書のデジタルデータの収集

# ■ 古賀総合病院（パターン1：文書管理支援ソフト導入）

　当院の場合、文書管理支援ソフト導入検討から稼働まであまり期間がなかったため、数回に分けて文書のデジタルデータを支援ソフトに登録することにしました。一部の文書は、推進事務局ですでに一元管理を行っていたため、各部門が保有していた文書の収集方法について紹介します。

　まず、推進事務局から各部署の推進担当者に、自部署の全文書について、文書（紙）とデジタルデータを提出するよう依頼しました。推進担当者は、自部署の文書を集めて「使用文書リスト」（図 2-6）を作成し、デジタルデータと一緒に文書管理事務局へ提出しました。

　「使用文書リスト」には、文書タイプと文書名のほか、デジタルデータの有無、電子カルテへの登録の有無を記載してもらいました。それは、文書洗い出しの際、デジタルデータが見当たらず、紙だけの文書しかないケースがかなりあったからです。

　本来であれば、デジタルデータを作成してもらうことが望ましいのですが、各部門の担当者の作業量が増えて登録作業が進まないことが危惧されたため、紙だけ提出してもらい、推進事務局でその文書をスキャンし、PDFファイルを作成することとしました。

　また、当院が導入する予定の文書管理支援ソフトへの文書登録には、改変可能なデジタルデータ（WordやExcelなど）とPDFファイルの両方が必要なため、各部署で2種類のデジタルデータを準備してもらいました。ただし、看護部は文書数が多かったため、推進担当者には洗い出し作業に集中してもらい、事務局でPDFファイルを作成しました。

　なお、後に行うマスタ作成作業（ステップ3参照）がスムーズになるよう、文書ごとに「文書管理振り分けシート」（図 2-7）を作成し、関連部門や委員会の対応付けも一気に行おうと試みましたが、担当者ごとに文書体系の理解度にばらつきがあり、その作業は思ったように進みませんでした。

## 使用文書リスト

部署：

| 番号 | 文書タイプ | 文書名 | データファイルの有無 | 電子カルテ登録の有無 | 備考 |
|---|---|---|---|---|---|
| 1 | 規定・マニュアル・帳票・その他 | | 有（Excel・Word・PDF）・無 | 有・無 | |
| 2 | 規定・マニュアル・帳票・その他 | | 有（Excel・Word・PDF）・無 | 有・無 | |
| 3 | 規定・マニュアル・帳票・その他 | | 有（Excel・Word・PDF）・無 | 有・無 | |

図2-6　使用文書リスト（古賀総合病院）

## 文書管理振り分けシート

部署名：　　　　　　　　　　　　　　　　　　　　　□ 使用していない

文書名：　　　　　　　　　　　　　　規定・マニュアル・手順書　が　□ ある　□ ない

文書名リスト番号：

### 関連部署

| 診療部 | 看護部 | | | | | 地域医療連携室 | ME技術部 | 放射線技術部 |
|---|---|---|---|---|---|---|---|---|
| | 病棟 | 外来 | 外来放射線 | 透析 | 手術室 | | | |
| | | | | | | | | |

| 臨床検査技術部 | リハビリ | | 薬剤部 | 栄養管理部 | 総務課 | 医事課 | 施設管理課 | 資材課 |
|---|---|---|---|---|---|---|---|---|
| | 総合 | ストレスOT | | | | | | |
| | | | | | | | | |

| 経理課 | 診療情報管理室 | 医療安全管理室 | ストレスケア医療福祉相談室 | 臨床心理室 | TQM | その他 | 全て |
|---|---|---|---|---|---|---|---|
| | | | | | | | |

### 関連委員会

| 品質管理 | 医療安全管理 | 教育訓練 | 安全衛生 | 地域医療支援推進 | 感染制御 | 倫理 | 治験審査 | 輸血療法 |
|---|---|---|---|---|---|---|---|---|
| | | | | | | | | |

| システム管理 | 医療ガス安全管理 | クリニカルパス | 栄養管理 | 放射線安全管理 | 図書 | 院内情報開示 | 診療情報管理 | 医療品管理 |
|---|---|---|---|---|---|---|---|---|
| | | | | | | | | |

図2-7　文書管理振り分けシート（古賀総合病院）

# 2-2 集めた文書を整理しよう

## 2-2-1 文書一覧とデジタルデータをチェックしよう

各部門から収集した文書一覧とデジタルデータを、推進事務局でチェックします。その際の着目点を事例から学び、自病院での文書一覧のチェックの仕方を検討しましょう。

### ● チェックの視点

文書一覧と文書データのチェックは、推進事務局が行う作業です。特に起こりやすい問題点は、大きく2種類です。

**❶同じ文書名の文書がさまざまな部門から提出される**

第2章で説明した主管や関連部門という考え方は、なかなか理解しにくいものです。「自部門で保有している文書＝自部門が主管の文書」となってしまうことが多々あります。

逆に「これは自部門の管理ではなく、他の部署の文書だろうから提出しなくてよい」と判断されるよりは、重複して提出されたほうが整理しやすい、と考えたほうがよいかもしれません。まったく同じ文書がさまざまな部門から提出されたら、関連部門間で確認し、主管部門を再検討しましょう。また、同じ名前の文書であっても、内容が異なる場合もありますので、注意が必要です。

その際には、どちらが主管であるかを感情的に決めようと思っても決まりませんので、ステップ1-3-5で作成した「文書承認者マップ」の資料をベースに議論することが大事です。

**❷文書名と文書内容が一致しない**

事例にも出てきますが、下記のようなパターンがあります。

・**文書名が通称名で、具体的に文書の内容のイメージが湧きにくい**
例：「返品伝票」、「指示書」
このような場合は、具体的に何に使う文書なのかを文書名に書いておきます。
これは単純に文書名の変更だけですので、変更しておきましょう。
「返品伝票」→「注射薬品破損・廃棄伝票」、「指示書」→「採血指示書」

- 文書名が漠然としていて、かつ文書の本文に多種多様な内容が書かれている
  例：「薬剤部規定」
  この1つの文書に、調剤業務、病棟業務、購買等、薬剤部で行われている業務が何十ページにもわたって書かれているような文書です。このような文書はできるだけ避けたいところです。
- 文書名から文書タイプが推測できない
  例：「ガーゼカウントについて」
  このような場合は、マニュアルなのか、チェックリストなのかを文書名に入れておきましょう。
  →「ガーゼカウントマニュアル」「ガーゼカウントチェックリスト」など

● **文書チェック後の注意事項**

　現場は、文書一覧を作成してデータをそろえていると、文書を改訂したくなると思います。また、チェックを進めている事務局でも、現場に改訂してほしい文書が出てくると思います。

　このような場合、2つの方法があります。文書の洗い出しが再度必要になったり、その間にも現場で文書の新規作成・改訂が行われたり、という事態が発生し、文書管理システム導入が進まなくなってしまうため、この段階では、文書名が、本文の内容をある程度包含したものになっているかを確認するぐらいにとどめておくという方法が1つです。

　もう1つは、そのような文書はこの段階では登録せず、改訂後に登録するという方法です。

**事例　集めた文書のチェック**

## ■ 川口市立医療センター

　当院では文書の洗い出しが終了し、文書ファイルを収集した時点で、推進事務局が文書一覧を作成しました。このとき主にチェックしたのは、「文書名」と「文書本文の内容」の合致についてです。

　まず、推進事務局が文書本文を読んだ際にイメージした文書名と、提出された文書名が一致しないものがありましたが、その典型は「○○マニュアル」と書かれているものに比較的多く見られました。そもそも、業務全体を体系的に示す「マニュ

アル」と、より具体的な業務のやり方を示す「手順書」の使い分けが明確になっておらず、同義語的に使用されている現状があります。

　実際、マニュアルと書かれた文書の多くに、多種多様な業務の手順が記載されていました。これはすなわち、文書を検索することができない状態です。例えば、「医療安全マニュアル」「感染対策マニュアル」「輸血マニュアル」「栄養科業務マニュアル」などが代表です。本来の「医療安全マニュアル」は、医療安全に関する基本的事項が記載されていればよいはずですが、指針、委員会運営規定、確認手順、CV挿入手順などの臨床技術に関する手順なども含まれていて、それらを調整するには非常に時間がかかるのが現実です。

　また、文書のデジタルデータは提出されたものの、内容の記載がほとんどないものが若干あり、それは文書一覧に登録しませんでした。さらに、看護部の複数の病棟に、文書名は同じなのに内容が違っている文書や、内容はほぼ同じなのに文書名が異なる文書が多数ありました。これらについては看護部に検討を依頼し、登録を一旦保留することとしました。

　このときには、文書の書式についてはあえてチェックしませんでした。その理由として、文書の洗い出しから文書管理の導入完了までの期間を短くしたい、という思いがありました。文書の洗い出しから文書管理システム導入完了までの期間が長くなれば長くなるほど、現場で保有している文書とのタイムラグが発生してしまう危険があると考えたからです。

　書式にこだわりすぎて、現場からの文書の提出が遅くなることは、本来の文書の一元管理から外れてしまうと考えました。そこで、文書管理事務局で書式を定めておき、文書の改訂時に反映させていくこととしました。

## 2-2-2 文書を業務分類にひも付けよう

文書を体系管理する上で重要な要素として、業務分類（第2章参照）があります。しかし、実際に文書の洗い出しを行い、一覧を作成して整理した文書すべてを、業務分類にひも付けるには、相当な労力がかかります。どのようにして作業を進めていけばスムーズか、事例をもとに考えてみましょう。

第Ⅰ部第2章4-4（32ページ）で解説したように、それぞれの文書に業務分類を対応させておくことで、1つの業務に関わる文書をまとめて取り出すことができます。関連する文書の整合性のチェックや、業務ごとの文書の見直しの際に、大いに役立ちます。

文書と業務機能を対応させて考えたことがある方は少ないでしょう。そのため、この作業には多少時間がかかると思います。しかし、医療安全や改善活動の事務局をしている方は、病院全体の業務を見ていることが多いため、慣れてくれば文書と業務分類のひも付けがスムーズにできると思います。巻末に業務分類とその定義、および具体的な文書名の例を載せていますので、参考にしてください（178ページ）。

### ● 文書を業務分類にひも付ける手順

ここでは、文書を業務分類に効率的にひも付けるための手順を列記します。院内全体の文書一覧がExcelで整理された状態から始めます。

**❶主管でソートし、文書名を見てひも付ける**

まず、主管ごとにソートし、薬剤部、検査部、看護部など、主管部門の業務をもとに、業務分類を対応させてみましょう。この方法で、全体の7～8割はひも付けができると思います。

| 文書名 | 主管▼ | 業務分類 |
|---|---|---|
| 病棟点滴調剤業務手順 | 薬剤部 | 診療プロセス管理：診療ユニットプロセス管理：注射・点滴 |
| 持参薬管理マニュアル | 薬剤部 | 診療プロセス管理：診療ユニットプロセス管理：内服・外用 |
| 病棟服薬指導実施手順 | 薬剤部 | 診療プロセス管理：指導・相談ユニット：薬剤指導 |
| 検体検査手順 | 検査部 | 診療プロセス管理：診療ユニットプロセス管理：検査ユニット：検体検査 |
| 心電図検査マニュアル | 検査部 | 診療プロセス管理：診療ユニットプロセス管理：検査ユニット：生理検査 |
| 試薬購入手順 | 検査部 | 支援プロセス管理：パートナーとの協業管理：購買管理：薬剤の購買管理 |
| 採血手順 | 看護部 | 診療プロセス管理：診療ユニットプロセス管理：検査ユニット：検体検査 |
| 尿量チェック表 | 看護部 | 診療プロセス管理：診療ユニットプロセス管理：観察・測定 |
| 新人教育計画表 | 看護部 | 経営フレームワーク管理：質マネジメントシステムの実装と運用：組織体制の設計 |

ここでは、業務分類に悩む文書は、無理にひも付けずにおきます。

### ❷文書名で検索し、業務分類の一部でひも付ける

次に、❶で対応付けができなかった文書について、文書名で検索（例として「持参薬」）したうえで、業務機能と対応させていきます。ここまでで、9割以上の文書が業務分類にひも付くと思います。

| 文書名▼（持参薬） | 主管 | 業務分類 |
|---|---|---|
| 持参薬管理手順 | 薬剤部 | 診療プロセス管理：診療ユニットプロセス管理：内服・外用 |
| 持参薬管理マニュアル | 看護部 | 診療プロセス管理：診療ユニットプロセス管理：内服・外用 |
| 持参薬鑑別書 | 薬剤部 | 診療プロセス管理：診療ユニットプロセス管理：内服・外用 |

### ❸業務分類のセルが空いている文書に、当てはまる業務分類をひも付ける

残りの1割弱の文書については、文書を読んでひも付けるしかないと思います。この場合、文書名が適切でない可能性がありますので、ステップ2-2-1でお伝えしたように、文書名の変更も検討したほうがよいでしょう。

### ❹業務分類ごとに並べて、整合性が取れているか確認する

業務分類ごとにソートし、文書名、主管を見て、同じ考えのもとでひも付けられているかを確認しましょう。複数の人数でこの作業を行うと、業務分類に対する解釈が異なっている場合もあります。事例にもありますが、なるべくなら、院内全体の業務をある程度理解している人が、一人でひも付け作業を行い、迷ったような場合に複数人で確認する方法が理想的です。

最後に、1つの文書に複数の業務機能が含まれていて、対応付けが難しい場合があります。その一因は、ステップ2-2-1で説明した1文書に複数の異なる業務内容が書いてあることです。事例の川口市立医療センターのように、文書を分割して登録する方法もありますが、文書の分割作業そのものに時間がかかってしまう可能性があります。

それを避けるために、とりあえず主たる業務機能の業務分類にひも付けておいて、文書管理システムの運用開始後に、徐々に文書の内容を改訂し整えていくという方法もあります。文書を業務分類にひも付ける目的は、文書の見直しの際、業務ごとに一括して取り出せるようにするためです。

## 事例　文書と業務分類のひも付け

# ■ 川口市立医療センター

　文書への業務分類のひも付けは、文書管理事務局が約3か月かけて行いました。一人が文書一覧の Excel シートを画面に映し、プリントアウトした業務分類の表を見ながら対応させ、悩んだ文書については、事務局の他のメンバーに相談しながら進めました。

　やり方としては、それぞれの文書がどの業務機能を有するのかを、業務分類から探していったわけですが、文書にどのような機能があるか、ということを考えたことがなかったので、それを考えること自体が大変でした。

　また、124種類の業務分類の意味を考え、ある程度覚える必要があり、それも最初は大変でした。ただ、事務局のメンバーは、これまで院内全体の安全や質を考えてきていたので、徐々にこの業務分類の考えにも慣れました。

　次に大変だったのが、1つで複数の業務機能を有している文書の扱いでした。例えば、医療安全マニュアルや感染対策マニュアルのような文書には、指針や業務担当者に関する規定、ダブルチェックの方法の手順、さらに CV 挿入手順など多彩な内容が盛り込まれています。

　「文書」の本来の意義は、業務に問題が生じた際に立ち戻るための原点であり、改善活動においては施策の基盤になります。しかし、このように規定・基準や手順書が一緒になっていたり、多数の業務の手順が1つの文書の中に記載されていたりすると、目的の箇所を探すのは容易ではなく、改訂作業も大変になると考えました。そこで当センターでは、複数の業務機能が含まれている文書に関しては、文書を分割して登録することとしました。

## 2-2-❸ 引用関係がある文書を整理しよう

> 文書は、他の様々な文書と関係をもっていることが多いと思います。文書の引用関係を明らかにしておくことは重要です（第2章参照）。ここでは、文書の引用関係をどのように整理していくかを、事例をもとに学習しましょう。

　文書とは、業務内容が書かれたものです。院内にはさまざまな業務が存在し、それらが相互に関連しており、最終的に患者に安全・安心な医療を提供できるようになっています。このように、業務どうしに関係があると同様に、文書どうしにも関係があり、それを表現するために文書の引用／被引用関係を明らかにしておくことが必要です。

　これによって、ある文書を改訂した場合に他のどの文書に影響を与えるかを把握できるため、文書の改訂や変更の際の抜け・漏れを防止できます。また、文書の引用関係を通じて業務の関連性が見えるので、教育にも役立てることができます。引用関係にあるかどうかを判断するためのコツは、同じ業務分類に属している文書に目を向けることです。同じ業務分類の文書は、おそらく何か関係しあう文書である可能性が高いはずです。

　文書どうしの引用の代表的な例には、以下のようなものがあります。

・規定-帳票

　　多くの病院に、規定類が存在していると思います。その多くは一次（病院全体に共通）、または二次（複数部門に共通）の管理レベルで管理されています。

　　代表的な例が医薬品の購買管理規定です、そして、購買した医薬品があればそれを申請するための申請書・稟議書なる帳票類が準備されています。この場合、購買管理規定の中で申請書・稟議書という帳票を引用していることになります。

・PFC-手順書・マニュアル、PFC-帳票

　　二次文書としてPFC（プロセスフローチャート）を作成している病院もあります。第2章で説明したように、PFCの右側の欄には関連する文書を記載することになっています。例えば、入院注射PFCであれば、注射オーダー手順、注射の準備マニュアルなどの手順書や、注射ワークシートなどの帳票が関連しています。これらは、それぞれPFC-手順書・マニュアル、PFC-帳票という引用関係になっていると捉えることができます。

・PFC-技術標準

　例えば、ある診療科の入院診療PFC（患者が入院してから退院するまでの一連の流れ）があるとします。入院時に診察を行い、必要な治療計画を立てる必要がありますが、標準治療計画としてクリニカルパスを用いている病院もあります。クリニカルパスは、ある業務の手順というよりは、臨床技術の専門的な知識が埋まっているものですので、技術標準と捉えることができます。したがって、この場合にはPFC-技術標準という引用関係があると考えられます。

**事例　引用関係を明らかにする**

## ■ 古賀総合病院

　当院では、TQM推進室で管理していた文書のみですが、文書間の関係性については気を付けていました。例として、「教育訓練規定」をご紹介します。

　「教育訓練規定」は、院内全体での教育・訓練について定めたものです。そして、病院全体の年間教育計画を立案する「年間教育基本計画書」、その計画をもとに各部門で立案する「年間教育計画書」といった帳票も定型化しています。

　さらに、教育・訓練後の報告書として「教育訓練報告書」で報告することとし、「個人別教育訓練実施記録」に履歴を記載しています。また、年度末には「年間教

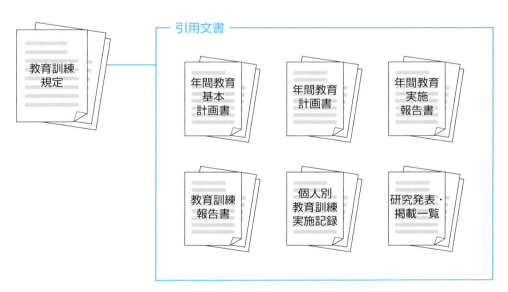

図2-8　文書の引用関係の登録例（古賀総合病院）

育実施報告書」で部門ごとに総括し、対外的な研究発表の実績を「研究発表・掲載一覧」に記載して、しかるべき責任者に提出することを規定しています。

したがって、「教育訓練規定」について、上記の6種類の帳票を引用関係の文書として登録しました。図2-8のように、推進事務局で登録されていた文書は、引用関係を明らかにしていましたが、各部門から洗い出した文書は、今回の文書管理システム導入の際には、引用関係をつけることができませんでした。文書管理が導入され、業務分類を整理した後、引用関係について検討する予定です。

## 2-2-④ 文書を見直そう

**このステップでは、あまり文書の内容の見直しはしたくないのが本音です。なぜなら、このステップは現状把握の段階であり、見直しは後のステップ5で時間をかけて行ってほしい、というのが我々の思いです。そうはいっても、現場は文書の見直しをしたくなりますし、文書の体系管理を整備するうえでも、多少の文書の見直しは必要になってくるでしょう。**

「文書を見直そう」というタイトルですが、ここでの文書の見直しは最低限にとどめておきましょう。最低限の見直しというのは、以下の2点のことを指します。

❶紙文書の電子化

　　紙の文書しかない場合、電子化はしておいたほうがよいでしょう。電子化する余裕がない場合は、紙の文書をスキャンして、PDF化だけはしておきましょう。

❷電子データは1文書＝1ファイル

　　事例でも紹介されていますが、Excelで文書を作成する場合も多くあります。Excelの文書については、1文書＝1ファイル＝1シートにしておきましょう。

期間内に改訂できるものは最低限の改訂を行い、改訂に時間を要する場合には、不完全な状態で登録せず、改訂した後に登録しましょう

事例　文書ファイルの見直し

# ■ 前橋赤十字病院

　主管部署とのヒアリングは、運営側の意図を理解してもらうことや、その時点で組織として管理する必要のある最新文書を洗い出すことが目的でしたが、そのなかで、使用している文書の改訂要望や運用の改善をしたいという要望が出ました。

　現場の意見として、改善が必要とわかった段階で文書を改訂することは重要であり、文書管理とともに、業務改善を一緒に進めたいという意思はわかりました。しかし、洗い出しと改善を一緒に進めていくと前に進まなくなるため、最低限の改善にとどめ、文書管理システムが稼働してから行うように促しました。

　しかし、作成日が古く、印刷した文書しか残っていない場合は、Microsoft Officeを使って新たに電子データを作成するように主管部署に依頼し、ヒアリングの中で文書内の単語の間違いや表記違いなど軽微な不備については、速やかに修正するよう依頼しました。それらの改訂した文書は、期日を決めて、変更後の電子データを再提出することとしました。

　また、マニュアル類は、1ページ1文書で作成されているものと、マニュアル全体（すべてのページ）を1文書として作成されているものが、主管部署によってバラバラだったため、今後の管理方法のメリット、デメリットを個別に説明しながら、どちらで運用するのか選択をお願いしました。

　そして、Excelで作成した文書については、1文書＝1ファイル＝1シートにすることとしました。この作業は、推進事務局が実施しました。

# 2-3 文書の把握状況をチェックしよう

①文書の体系管理について推進メンバーは理解できましたか？

★理解度テスト：体系管理編にチャレンジ！
以下の文書名から、文書体系（主管部門／委員会、管理レベル、文書タイプ、業務分類）を、下表のそれぞれの欄に記入してください。

1．就業規則　　　　4．外来問診票
2．入院診療 PFC　　5．配薬手順
3．採血手順　　　　6．医療事故防止マニュアル

解答欄

| 文書名 | 主管部門／委員会 | 関連部門／委員会 | 管理レベル | 文書タイプ | 業務分類 |
|---|---|---|---|---|---|
| 就業規則 | | | | | |
| 入院診療 PFC | | | | | |
| 採血手順 | | | | | |
| 外来問診票 | | | | | |
| 配薬手順 | | | | | |
| 医療事故防止マニュアル | | | | | |

※解答例と解説は182ページ

②一元管理の方法は決まりましたか？

□　はい　承認者：

　　　　　周知者：

□　いいえ→文書の承認者、周知者が決まらなければ、文書の一元管理はできません。文書承認者マップの作成を進め、承認者と周知者を決めましょう。

③文書の洗い出しの目途はつきましたか？

□はい　→④に進む
□いいえ→ここでは焦らず、なるべく短い期間で洗い出しをすることをおすすめします。ステップ2を再読して、自院での対策を検討しましょう。

④院内全体の文書数はどれくらいになりましたか？

□わからない
　→ステップ2の最初から読み直して、文書の洗い出しの意義を理解して、仕切り直しましょう。

□100種類以下
　→院内全体の文書はまだ集まっていません。集まっていない原因はどこにあるか把握できていますか？　ステップ1に戻って、問題点の把握をし、仕切り直したほうがよいでしょう。

□100〜500種類
　→院内の文書が少しずつ集まってきていますね。でも、病院内の文書はこの程度の数ではないと思います。もう一度各部門に提出依頼をしたほうがよいでしょう。洗い出しの問題点は発生していないか、事例を読んで参考にしてみてください。

□500〜1,000種類
　→院内全体の文書は集まりつつあると思います。でも病院内の文書はこの程度の数ではないはずです。ひょっとしたら、文書の対象範囲外にしている文書が多すぎるのではないでしょうか。本当に文書管理の対象外にしてよいか検討してみてください。問題なければ次のステップに進みましょう。

□1,000〜2,000種類
　→文書はだいぶ集まってきていると思います。文書の対象範囲外を設定しているのであれば、おおよそ文書は出揃っているのかもしれません。その場合、部門によって提出数に差がないかを確認しておきましょう。問題なければ次のステップに進みましょう。

□2,000種類以上
　→文書はおおよそ集まったでしょう。次のステップに進みましょう。

# ◆ステップ3 文書管理システムの

ステップ3では、文書管理システムを設計することになります。具体的には以下の3点を決めることが求められます。

❶文書管理のルール、仕組みを決めること
❷文書管理の運用を支援するソフトウェアの仕様を決めること
❸上記❷の文書管理支援ソフトを運用するために必要な院内IT環境を整備すること

❶の文書管理のルール、仕組みとは、いわゆる文書の新規作成（改訂）→承認→登録→周知→保管・閲覧という、文書管理の一元管理の流れを指しており、これを「誰が、いつ、何を、どのように」というように、4W1H（Who、Where、When、What、How）を明確にします。

❷では、文書体系を含めた文書の一元管理を行うためのIT支援システムとして、どのようなものがよいのか、それに合致する市販のパッケージソフトが存在するのか、独自で開発したシステムを援用するのか、外注するのかを含めて決めていくことになります。

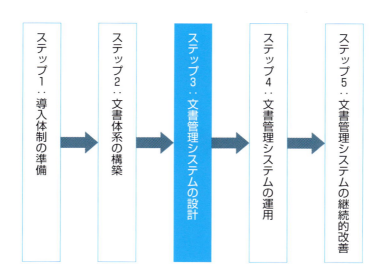

# 設計

❸では、❷で決めた文書管理の支援システムを運用するために必要な院内 IT 環境（PC 端末とその台数、アプリケーション・ソフトの動作条件、使用するサーバ、既存の情報システムとの連携など）を整備することになります。

そして、以上の❶〜❸を明らかにするために、ステップ 3 では具体的に以下の流れで実施していくことになります。

ステップ3-1　インフラを整備しよう

ステップ3-2　文書管理の流れを決めよう

ステップ3-3　文書データを登録しよう

# 3-1 インフラを整備しよう

院内で決定した一元管理・体系管理を実現するには、インフラの整備が必要です。どのような部門と相談し、どのような環境を整えていけばよいか、ステップ1-3-2（70ページ）で描いたゴールイメージに合わせ、事例をもとに考えてみましょう。

文書管理システムの4つのパターンのうち、紙媒体での管理を除く3パターンと、表3-1のように事例が対応しています。

表3-1　文書管理システムのパターンと導入病院

| | パターン | 事例で紹介する病院 | 条件 |
|---|---|---|---|
| 1 | QMS-H研究会が開発した文書管理支援ソフトを導入 | 古賀総合病院 | オーダリングや電子カルテといった医療情報システムが導入されていることが必要最低条件。専用のサーバも必要。 |
| 2 | 情報共有システムを活用 | 前橋赤十字病院 | オーダリングや電子カルテといった医療情報システムが導入されていることが必要最低条件。専用のサーバは不要。 |
| 3 | 病院独自の文書管理システムを開発 | 埼玉病院 | Microsoft AccessやFileMakerのようなデータベースソフトをカスタマイズし、かつメンテナンスできる人員がいることが最低条件。 |

各パターンの特徴をまとめておきます。

### パターン1：文書管理支援ソフトを導入（古賀総合病院）

文書管理のためだけに病院内ネットワークを構築することは考えにくいため、医療情報システムが導入されていることが必要最低条件になります。サーバも別途必要です。電子カルテ等の医療情報システムで使用しているInternet Explorer等のバージョンの確認も必要です。

#### パターン2：情報共有システムを活用（前橋赤十字病院）

医療情報システムが導入されていることが必要最低条件になりますが、このパターンの場合、別途のサーバ等は必要ありません。ただし、病院内のネットワーク管理、共有フォルダ管理の状況を確認する必要があります。ただし、文書管理用のシステムとして開発されたものではないので、文書の条件検索や、改訂、承認、周知のやり方に制約が出てくることがあります。

#### パターン3：病院独自の文書管理システムを開発（埼玉病院）

Microsoft Access や FileMaker のようなデータベースソフトを院内の文書管理用に設計し、メンテナンスできるスタッフが院内にいることが最低条件になります。また、ソフトを院内全体で運用するのであれば、パターン1・2と同様、医療情報システムとの連携も必要となります。登録・検索機能の追加など、機能強化を自在に行える強みがありますが、院内の医療情報システム担当部門等の強力なサポートが必要不可欠です。

### 事例　文書管理のシステム環境整備

## ■ 古賀総合病院（パターン1：文書管理支援ソフトを導入）

当院のネットワーク環境は、インターネット系と基幹業務系の2系統で管理して

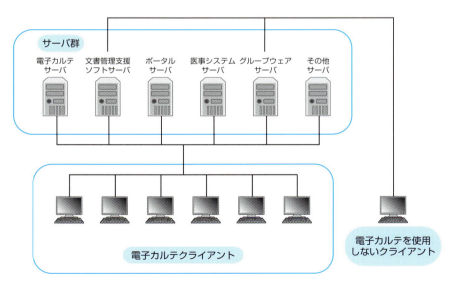

図3-1　古賀総合病院の文書体系管理システム

おり、グループウェア・文書管理支援ソフトは基幹業務系ネットワークに入れることになり、文書管理支援ソフト用のサーバを追加しました（図3-1）。

　サーバの容量は6TBのものを準備しました。現在は容量に余裕があるため、半分をファイル共有に使用しています。

　文書管理支援ソフトは、電子カルテシステムを入れた端末に相乗りで使用することになりましたが、電子カルテを使用しない部署は既存のパソコン（Windows XP SP3）のInternet Explorer 6 を 8 にバージョンアップして利用することにしました。

　また、院内ポータルから文書管理支援ソフトへ、シングルサインオンする（一度の認証手続きで利用できる）ように設定しました。

## ■ 前橋赤十字病院（パターン2：情報共有システムを活用）

　2001年12月のオーダリングシステム稼働以降、院内にたくさんの端末（パソコン）が整備されていました。さらに、2004年3月の電子カルテシステム稼働後も端末数が増え続け、現在では800台以上が設置され、イントラネットを活用して職員への情報発信や職員間のコミュニケーションツールとしても、幅広く利用されている背景がありました。

　そこで、文書管理システムもイントラネットを利用することで、職員に対して親しみやすい環境ができると考え、DMS（Document Management System）を採用しました。そして、電子カルテシステム端末上のデスクトップにショートカッ

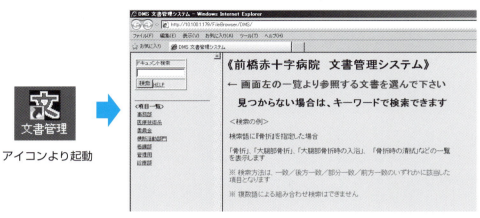

図3-2　前橋赤十字病院のDMS

トアイコンを配信し、アイコンをクリックすれば DMS が起動するようにしました（図 3 - 2）。

　DMS を採用したもう一つの理由は、DMS の画面上で、Web（Internet Explorer）を利用した文書名の検索が可能であること、そして Windows のフォルダのように階層で表示できることから、職員が簡単に使いやすい仕様になっている点です。

　システム管理者側にとっても、文書マスタの管理がフォルダベースとなっており、Windows 端末が操作できれば誰でも簡単に使えるというメリットがあります。もちろん、システム管理者側のフォルダは管理者以外にアクセス権限はなく、セキュリティは保たれています。

　以上のように、もともと整備されていたネットワークや端末環境があったため、特に難しい設定等もなく、導入できました。

## ■ 埼玉病院（パターン 3：病院独自の文書管理システムを開発）

　埼玉病院の文書管理システムのイメージとして、エンドユーザーである職員からは検索と閲覧のみの権限、特定の人には検索と閲覧の機能に加え更新の権限を与えて、実際の運用が可能なソフトウエアを考えていました。

　まずは、このイメージに合致する既製の文書管理システムを探しました。当初、QMS-H 研究会が開発した文書管理支援ソフトの導入を検討しましたが、まだプロトタイプモデルであり、文書データが外部サーバでの保管となる等、イメージとは離れたシステムであったため、文書管理支援ソフトの導入を断念し、自分たちでシステムを構築する検討を始めました。

　電子カルテ端末にインストールされている Microsoft Excel を使用した管理も検討しましたが、複数名で同時に閲覧することができません。Microsoft 社のデータベースソフトである Access であれば、複数名での同時閲覧も可能となるため、Access を用いたシステム構築を行うこととしました。

　システム構造としては、Access 自体に作成した文書を格納する訳ではありません。まず、ネットワーク内にあるサーバに、現場職員が作成した文書を格納する場所を確保します。サーバに文書を格納した後、Excel シートにリンクを貼り、文書の台帳を作成します。その Excel ファイルをネットワーク内のサーバに配置し、現場職員が文書管理システムを起動する際に、文書の台帳の Excel ファイルを Access へ取り込む仕組みとなっています（次ページ図 3 - 3）。

　新規文書や更新文書を登録する際は、台帳である Excel ファイルのリンクを更

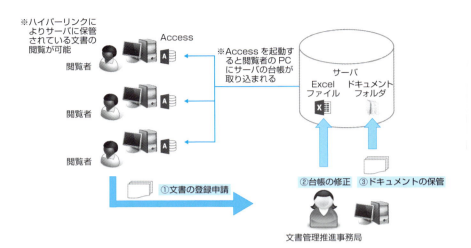

図3-3 埼玉病院における文書管理システム

新することにより、常に最新版が閲覧できます。文書自体を読み取り専用で保存することにより、エンドユーザーによって文書が変更されるリスクを回避でき、当初のイメージ通りのシステム構築ができました。

　また、Excelファイルの台帳の項目に「部署」、「文書コード」、「文書名」、「業務分類」を用いて管理することで、要素ごとの文書数などの統計も取れます。さらに、Access側のシステム導入当初の機能として、「文書名」による検索機能、「業務分類」による検索機能、登録されている文書の「文書体系図」の表示機能を盛り込みました。その後、職員からの要望により、文書を登録した「部署名」での検索機能を追加し、機能強化を図りました。

# 3-2 文書管理の流れを決めよう

院内に導入・整備したインフラの中で文書管理を進めていくためには、文書管理を運用するための流れを決めておくことが重要です。事例をもとに、自分の病院でどのように運用するかイメージしましょう。

## ● 文書管理の流れをPFCで可視化・標準化

いずれのパターンのシステムを導入する場合でも、文書の作成、承認、周知、保管・管理、廃棄の流れと管理方法を決めなければなりません。第2章の文書の一元管理の項（34ページ）も復習しておきましょう。

QMS-H研究会の参加病院では、文書管理の流れ自体をPFCとして可視化し、文書管理規定として登録運用しています。一般的には、文書の作成（または改訂）、文書の登録依頼、承認、文書の正式な登録、周知、最新版文書の保管、検索と閲覧を含めた文書管理の流れを書き出します。次に4W1Hを埋めていくことになりますが、関連する人々（Who）とは、現場の職員、各部門の文書管理推進担当者、文書管理の事務局、文書管理運用責任者などです。これらは、ステップ1-3-4の推進体制で決めたメンバーが該当します。

各メンバーが具体的に何をどのようにするかは、PFCのWhat、Howの部分に記載することになります。文書管理の中で使用する帳票（例えば、文書登録依頼書、承認・周知依頼通知書など）は、引用文書としてPFCの一番右側の関連文書欄に記載します。

## ● 可視化・標準化する際の注意点

注意すべきなのは、すべてのことを事務局だけでやってしまわないことです。現場にあまり大きな負荷をかけたくない、という心遣いは大切ですが、文書管理は事務局だけががんばっても進みませんので、ある意味、積極的に関与してもらうように働きかけることを心がけましょう。

また、どの文書を誰に承認してもらうか、どこまで周知するかという点も、とても重要です。これには、ステップ1-3-5で作成した「文書承認者マップ」（86ページ）が役立ちます。ある文書が属する業務分類をたどっていくことで、承認（または周知）すべき部門・委員会が明らかになるからです。したがって、「文書承

認者マップ」も文書管理の PFC で参照すべき文書の 1 つと言えます。

　最後に、周知をどこまで徹底させるかについてです。多くの病院がどのように職員に周知するか、周知できたことの確認をどのように行うか悩んでいることと思います。周知ができたかどうかの最終的な判断は、業務を実施した結果でなされるべきですが、業務を実施する前に行う周知方法としては、以下のような選択肢があると思います。

①各部門の文書管理推進担当者が、責任をもって該当する職員に説明する。
②文書管理システムを用いて、各職員が該当する文書をシステム上で開いたかどうかをログで確認する。
③上記①と②を組み合わせて実施する。例えば、事前に関連する職員がシステム上で開いたかどうかを文書管理推進担当者が確認し、開いていなければその指導を、開いた職員には今回の文書の新規・改訂内容の重要な点に絞って読み合わせし、随時補足説明を行う。

　いずれにしても、看護部はシフト勤務体制であるため、全職員への周知は、それなりの期間を余裕をもって設定することが重要です。

## 事例　文書管理の流れを決める

# ■ 古賀総合病院

　文書管理支援ソフト導入に伴い、これまでの「文書管理規定」をもとに、推進事務局で文書管理の流れ（図 3‒4）を作成しました。

　従来の規定からの変更点は、以下の 3 つです。

○すべての文書を対象とする
　　これまで一部の文書を対象としていましたが、院内に保有するすべての文書を対象としました。
○すべての文書を文書管理支援ソフトに格納する
○電子的に一元管理を行う
　　一元管理、体系管理をすべて電子的に、文書管理支援ソフトを用いて行うこととしました。

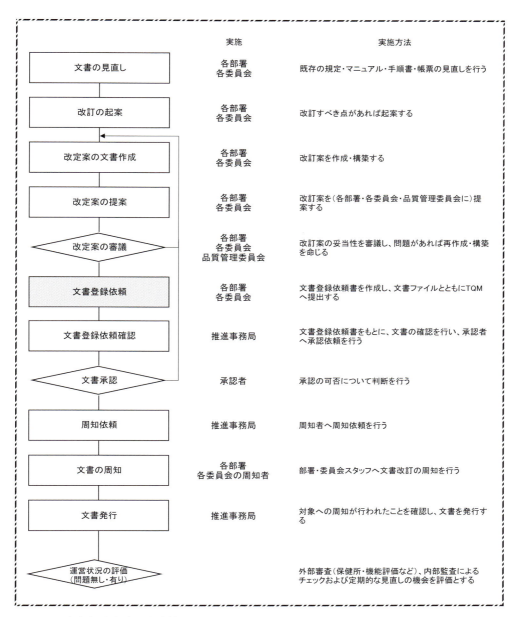

図3-4　古賀総合病院の文書管理の流れ

　また、管理の流れのなかで工夫したこととして、文書登録依頼時、周知依頼時、文書発行時には推進事務局を経由することとしました。その理由としては、文書フォーマットのチェックや、承認者・周知者が妥当かを推進事務局でチェックし、適切に承認・周知する仕組みにするためです。

# 3-3 文書データを登録しよう

システムと一元管理の環境が整ったら、いよいよ文書データの登録作業に着手することになります。導入するシステムによって、工程にも違いが出てきます。それぞれのパターンでどのような手順になるか、事例をもとに学びましょう。

　必要なマスタは、導入するシステムによっても異なりますが、文書の一覧を作成するだけが、文書管理システムのマスタ登録ではありません。組織情報、特にこれまで検討した組織図や、文書承認者マップ、各部門の推進担当者の情報などをもとに、前項で決めた文書の一元管理（承認、周知）の流れを、システム上で運営できるようにマスタに取り込む必要があります。

　それらの情報の一部を、院内で管理されている医療情報システム、事例では古賀総合病院のように、電子カルテの人事データベースと連携させることにより、事務局の入力の負担を一部軽減できます。

　具体的には、文書マスタ、組織マスタの2つが必要です。

### ●文書マスタ（2種）

**❶文書のテンプレート**

　文書タイプごとに書くべき書式が異なるので、各タイプごとに院内で統一した書式の文書テンプレートを登録します。そのためには、文書テンプレート名とファイル名の登録が必要で、両者の名称は完全に一致していなければなりません。

**❷個々の文書マスタ**

　・文書タイプ
　・業務分類
　・管理レベル
　・文書名
　・ファイル名
　・PDFファイル名
　　主管部門・委員会／関連部門・委員会／（あれば）引用関係

● **組織マスタ（5種）**

❶ 部門マスタ

自病院内に存在する部門名とその読み仮名（カタカナ）

❷ 委員会マスタ

自病院内に存在する委員会名とその読み仮名（カタカナ）

❸ ユーザマスタ

・職員ID
・ユーザー名
・パスワード
・役割区分（一般ユーザ、管理者）

❹ 部門メンバーマスタ

①と③の間の対応関係を明確にします。さらに、文書管理上の役割を明確にするために「承認者」「担当推進者」「周知責任者」フラグを立てることで、個人ごとに割り振ることができます。

❺ 委員会メンバーマスタ

②と③の間の対応関係を明確にします。さらに、文書管理上の役割を明確にするために「承認者」「担当推進者」「周知責任者」フラグを立てることで、個人ごとに割り振ることができます。

## 事例　マスタ作成と文書データ登録

## ■ 古賀総合病院（パターン1：文書管理支援ソフトを導入）

　文書管理支援ソフトのマスタは、「組織マスタ」と「文書マスタ」の2つに大きく分けられます。マスタの種類とマスタの登録に必要な情報は、次ページ表3-2のとおりです。当院ではテンプレートマスタ以外のマスタを作成しました。

　マスタの作成・登録作業は、推進事務局が準備しました。このうち、電子カルテの院内ポータルと職員情報を接続することにしたため、その作業については、電子カルテのシステム担当者（推進事務局であるTQM推進室と兼務していた職員）と連携して実施しました。

　組織関連では、ユーザーマスタと部署メンバーについては、院内ポータルの人事データベースと連携させて、IDや氏名、役職などを取り込めるようにしました。委員会マスタ、委員会メンバー、部署マスタについては、院内ポータルに該当する

表3-2 文書管理支援ソフトに必要な情報（古賀総合病院）

●組織関連

| マスタ名称 | 内容 |
|---|---|
| ユーザーマスタ | 職員情報（ID、ユーザー名、パスワード、職種） |
| 委員会マスタ | 会議・委員会の名称 |
| 委員会メンバー | 会議・委員会のメンバー |
| 業務分類_委員会 | 委員会名と関連のある業務分類（大・中・小）名称 |
| 業務分類_部署 | 部署名と関連のある業務分類（大・中・小）名称 |
| 部署マスタ | 部署の名称 |
| 部署メンバー | 部署のメンバー |

●文書関連

| マスタ名称 | 内容 |
|---|---|
| テンプレートマスタ | 文書のタイプ、基本書式、ファイル名 |
| 文書マスタ | 文書名、文書名と関連のある業務分類（大・中・小）名称、管理のレベル、ファイル名、主管、主管区分 |
| 文書マスタ_関連組織 | 文書名、文書名と関連のある委員会・会議・部署名 |
| 文書引用関係 | 文書名、引用関係となる文書名 |

情報がないため、独自に入力しています。関連する業務分類名称も、それぞれ確認しながら入力しました。

　文書関連のマスタは、文書ごとに、表に示した必要事項を入力しています。

## ■ 前橋赤十字病院（パターン2：情報共有システムを活用）

　当院では、文書マスタとして、文書管理表（Excelシート）を作成し、主管部署とのヒアリング終了後から順次、文書管理システムに文書データを移行する作業を実施しました。

　推進事務局で、文書に独自の文書コードを付加すること、DMSではPDF形式で保管することとしたため、紙ベースしか存在しない文書については、推進事務局でスキャナを使ってPDF化した文書データを作成しました。

　下記に具体的な作業の流れを示します。

①主管部署ごとに電子データをフォルダにまとめる。
②各文書をチェックし、Excelの1ファイルに複数のシートが含まれる文書は1シート1文書に細分化し、主管部署から提出された調査表にファイル名を追加する。
③文書管理表（文書マスタ：Excelシート）にファイル名を追加し、文書コードを決定する（図3-5）。
④文書に文書コードを付加する（次ページ図3-6）。
⑤電子データ（Word、Excel等）をPDFに変換する。
⑥PDF化した文書データを本番系フォルダに格納する（次ページ図3-7）。

| No. | 文書名 | 提出部署コード | 管理レベル | 文書タイプ | 文書コード 主管C+連番 |
|---|---|---|---|---|---|
| | パス・BRTO（患者用） | 106 | 2 | 4 | 106-0001 |
| | パス・B-RTV（造影）医療者用 | 106 | 2 | 4 | 106-0002 |
| | パス・BRTO（治療）医療者用 | 106 | 2 | 4 | 106-0003 |
| | パス・BRTO+AG（治療）医療者用 | 106 | 2 | 4 | 106-0004 |
| | パス・BRTO.TJO緊急用 | 106 | 2 | 4 | 106-0005 |
| | パス・PTO医療者用 | 106 | 2 | 4 | 106-0006 |
| | パス・PTO患者用 | 106 | 2 | 4 | 106-0007 |
| | ケモ手順 | 106 | 2 | 2 | 106-0008 |
| | リザーバー埋め込み患者用 | 106 | 2 | 5 | 106-0009 |
| | 肝リザーバー患者用 | 106 | 2 | 5 | 106-0010 |
| | 肝リザーバー患者用2W | 106 | 2 | 5 | 106-0011 |
| | リザーバー埋め込み | 106 | 2 | 5 | 106-0012 |
| | 化学療法医療者用（2W用） | 106 | 2 | 5 | 106-0013 |
| | 化学療法医療者用（4W用） | 106 | 2 | 5 | 106-0014 |
| | 化学療法（low dose FP）のオーバービュー | 106 | 2 | 5 | 106-0015 |
| | 内視鏡的食道静脈瘤治療説明書・同意書 | 106 | 2 | 5 | 106-0016 |
| | 血管造影および経カテーテル的治療説明書・同意書 | 106 | 2 | 5 | 106-0017 |
| | 肝生検説明書・同意書 | 106 | 2 | 5 | 106-0018 |
| | RFA（経皮的ラジオ波焼灼術）説明書・同意書 | 106 | 2 | 5 | 106-0019 |
| | カプセル内視鏡検査説明書・同意書 | 106 | 2 | 5 | 106-0020 |
| | ダブルバルーン内視鏡検査説明書・同意書 | 106 | 2 | 5 | 106-0021 |
| | 食道内視鏡的粘膜下層剥離術（ESD）説明書・同意書 | 106 | 2 | 5 | 106-0022 |
| | 大腸内視鏡検査説明書・同意書 | 106 | 2 | 5 | 106-0023 |
| | 胃内視鏡的粘膜下層剥離術（ESD）説明書・同意書 | 106 | 2 | 5 | 106-0024 |
| | 緊急上部消化管内視鏡的検査説明書・同意書 | 106 | 2 | 5 | 106-0025 |

図3-5　文書コードの決定（前橋赤十字病院）

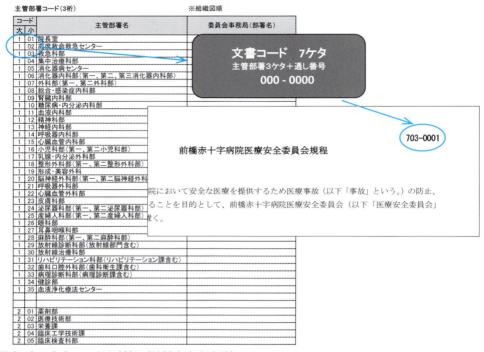

図3-6 文書コードの付加（前橋赤十字病院）

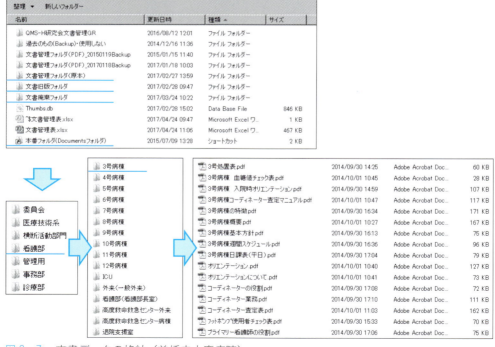

図3-7 文書データの格納（前橋赤十字病院）

# 3-4 システム導入の進み具合をチェックしよう

①文書管理を一元管理するための流れは決まりましたか？

□はい　→文書承認者マップを完成し、院内でコンセンサスは取れましたか？　流れを決めても、院内でこの流れで運用することが承認されていないと、うまく進みません。文書管理を運用する直前にさしかかっていると思いますので、院内で十分説明し、理解してもらうようにしましょう。

□いいえ→流れが決まっていない原因は何でしょうか？　原因を分析して、どのように進めるかを再検討しましょう。

②文書を一元管理、体系管理するインフラは決まりましたか？

□はい
　パターン1：文書管理支援ソフトを導入
　　→ハード、ソフトの費用がかかりますので、予算の計上等、十分に計画を立てて進めてください。
　パターン2：情報共有システムを活用
　　→現状のハード、ソフトの確認が必要です。どう運用するのか、それによるメリット、デメリットがありますので、事例をもとに再検討してください。
　パターン3：病院独自の文書管理システムを開発
　　→開発できる人員が院内にいるのであれば、短期的にはとてもよい方法です。ただし、そのスタッフがいなくなる場合のリスクも考え、長期的な文書管理システム推進計画も想定して、運用を進めてください。
　パターン4：紙媒体での管理
　　→この運用はかなり厳しいことは、ここまでの説明でご理解いただいていると思います。その上でこの方法を選んでいるのであれば、何らかの理由があるのでしょうから、まずは一元管理を定着させるように進めてみてください。その後、運用を見直してみてください。

□いいえ→まず、どのパターンで運用するか、方針を決めましょう。これまでのステップを読んで、それぞれのパターンのメリット、デメリットを理解し、院内で十分に検討して進めてください。

③文書のマスタ化と登録ができましたか？

□はい　→いよいよ、実際の運用のステップに進みます。もうひと踏ん張りです。頑張っていきましょう。

□いいえ→マスタの登録ができないと、次のステップに進めません。マスタが登録できていない原因を検討してみましょう。ただし、次のステップの院内教育と並行してマスタ登録を進めることも可能です。

# ◆ステップ4 文書管理システムの

　ステップ4では、ステップ3で決めた文書管理システムの運用を、病院全体で実際に開始します。そのためには、以下の2点を達成しなければなりません。

❶本格運用の前に試運転をしてシステムの動作確認を行い、大きな問題なく本格運用を開始できること
❷文書管理システムを、院内の関係者が適切に使えるようにすること

　❶では、一気に全部門での本格的な運用を開始すると、何か動作不良や不具合が発生した場合には、医療現場に大きな混乱をきたすことになりますので、それを避けるために限られた範囲での試運転を行うことが重要です。
　❷の達成は、ひと言で言えば院内のスタッフに必要な教育を行うことです。職位によって文書管理の中での役割も大きく異なる可能性がありますので、職位別教育を実施します。

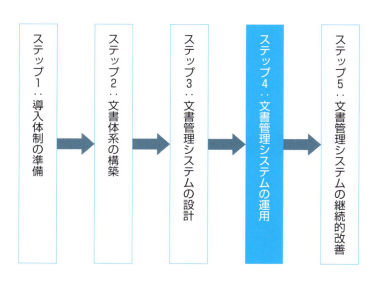

# 運用

　以上の❶、❷を達成するために、ステップ4では具体的に以下の流れで実施していくことになります。

ステップ4-1　　システムを試運用してみよう

ステップ4-2　　職員教育を進めよう

## 4-1 システムを試運用してみよう

試運用は、院内全体で文書管理システムを運用する上での最終テスト段階です。試運用でチェックすべきポイントや、見えてきた課題の調整・解決方法について、事例をもとに学習しましょう。

　文書管理システムの試運用は、まず推進コアメンバー＋α程度の範囲内で実施し、そこで確認すべきことは、以下の3つです。

- 一元管理の流れが、システム上で運用できる状態になっているか
- マスタや文書一覧で作成した体系管理が、閲覧・検索できる状態にあるか
- 他の医療情報システムとの連携、データの受け渡しがきちんと行われているか

そのためには、最初に文書管理推進事務局でテストし、システムに不具合がないかを確認する一方で、院内への周知や研修を行い、一定期間の試運用を実施していきます。

　また、事例にもある通り、数千種類ある文書を、院内全体で一気に文書管理システム上で管理することが難しい場合には、段階的に運用していく方法もあります。

### 事例　システムの試運用

## ■ 古賀総合病院

### ● システム導入に際して直面した課題

　電子カルテ導入が進む状況で、文書に関する諸課題の解決策とよりよい文書管理を行うため、すべての文書の一元管理ができる「文書管理支援ソフト」の導入を提案したことは、これまでご報告した通りです。

　しかし他部門から、①院内伝達方法に関すること、②施設・物品予約管理等のスケジューリング、③文書管理機能という面から、グループウェアの導入が提案されていました。どちらのシステムも文書管理機能を有することから、グループウェア

1本に絞る提案もありました。しかし、全部門・部署が氾濫する膨大な文書を紙で管理してきた労力と時間の軽減につなげるには、文書管理機能に特化したシステムでの一元管理・運用が有効であること等を、根気よく経営陣にも検討してもらい、その結果、グループウェアと文書管理支援ソフトの両システムを導入することになりました。

### ● システムの稼働時期について

「文書管理支援ソフト」の稼働時期については、電子カルテシステムの開始時期と重ならないよう配慮しました。電子カルテの操作だけでも習得するには時間を要するため、なるべく職員へのストレスを分散させるためです。電子カルテシステムの本格運用開始が2015年3月中旬であったため、少し落ち着く同年6月を「文書管理支援ソフト」の本格運用開始と決めました。

また、「文書管理支援ソフト」の試運用期間には、職員マスタ・部署マスタ・承認者マップ・業務分類の不具合調整を行いました。そして、文書管理の推進事務局であるTQM推進室がこれまで一元的に管理していた文書と、複数部門で使用する一部の文書を、実際に承認・周知してみました。

## ■ 前橋赤十字病院

運用開始を決定した後、文書管理システムの全体運用について、幹部会議（院長、副院長、看護部長、事務部長が出席する会議）、管理会議（部長級以上が出席して月1回開催している会議）、院内説明会（主任級以上の出席を依頼）と階層を分けて、何回か説明会を重ねました。これにより、文書管理全般の運用やDMSの操作方法などの理解に繋がったように思います。

当院の文書管理システムは、フォルダ管理の仕組みが搭載されているだけのツールであり、主に閲覧を目的としているため、特に試運用と決めては実施しませんでした。また、文書管理システム運用開始と同日に、文書承認プロセスもスタートさせました。こちらは、文書が提出されるタイミングで、徐々に運用を広めていくこととしました。

運用開始時点ですべての主管部署の文書の移行が終了していたわけではなく、運用開始後も継続して文書の移行作業を続けていました。そのため、主管部署によっては段階的に運用を開始したことが、その部署の試運用になったと考えます。

## 4-2 職員教育を進めよう

本格的に文書管理システムを導入・運用するためには、職員全員への教育が必要となります。教育すべき内容、研修体制、スケジュールなどについて、事例をもとに考えてみましょう。

教育内容としては、以下のものを含めるとよいでしょう。また、実際に文書の登録、承認、周知、検索・閲覧の簡単なデモンストレーションを含めたミニ演習を行うと、理解が早いかもしれません。

- QMS導入の目的、いきさつ、経緯
- 文書管理の意義、重要性
- 文書管理におけるこれまでの取り組みの紹介
- 文書管理とは
- 文書管理の一元的管理
- 文書体系の管理
- 文書管理の具体的な実施方法（役割別）
- 文書管理システムの操作、使用方法

教育対象者としては、特に「文書管理の具体的実施方法」について、文書管理における役割（事務局、各部門の所属長・委員長、推進担当者、一般職員）ごとに整理して、別々に説明することもあります。

教育は1回だけ実施すればそれでよいというわけではありませんので、院内の職員の理解度を踏まえながら、適宜必要に応じて文書管理の勉強会を開催してもよいでしょう。とりわけ、文書管理の運用開始後3カ月、6カ月というキリのよい時期に、これまでの文書管理の取り組み状況を報告したり、文書管理の運営上の課題や改善点を吸い上げることも効果的でしょう。

また、事例紹介での川口市立医療センターのように、病院の年間の教育活動の枠組みに組み入れて展開する方法が取れれば理想的で、継続的に文書管理の考えを職員に定着するためには必要なことです。

## 事例　文書管理についての職員教育

# ■ 古賀総合病院

　当院では、一元管理方法の変更、体系管理の定義の変更もあったため、導入予定の約半年前から教育活動を進めてきました。教育対象者と内容は表4-1のとおりです。

　集合研修は、主に文書管理推進担当者に対して行いましたが、勉強会での理解度や、文書の登録数が少ない部門については、別途訪問して勉強会や説明をするようにしました。

　看護部については、病棟・外来・手術室など広範囲の業務を文書化していることから、全文書の半数を占めると予測されました。看護部では「看護部記録委員会」が文書管理を担当しており、他部署の文書管理担当者と同数程度の委員がいました。そのため、委員全員が同じ認識で作業にあたってもらう必要があり、集合研修だけでなく、勉強会・説明・個別相談などでフォローしました。当時のTQM推進室副室長が副看護部長を兼務していた事もあり、きめ細かく対応することができました。これが大きな牽引力となり、後の職員教育に大きく影響することになりました。

　教育活動を実施していく上で気をつけたこととしては、同時期に導入された電子カルテによる影響を把握することです。電子カルテ導入により、業務内容や流れに変更はないか、特に管理レベルや主管・関連部門を確認してほしいこと、そして、変更の可能性がある文書については、電子カルテ導入後に文書登録をすることなど、実運用も想定して勉強会を実施しました。

表4-1　文書管理に関する教育（古賀総合病院）

| 教育時期 | 教育内容 | 対象者 | 参加者数(人) |
| --- | --- | --- | --- |
| 2014年10月 | ●文書管理の意義<br>●体系管理について | 部署長<br>文書管理推進担当者 | 41 |
| 2014年11月 | ●文書管理とは<br>●文書管理システムの構成要素 | 文書管理推進担当者 | 26 |
| 2015年1月 | ●文書管理とは（復習）<br>●体系管理について（演習）<br>●他院の事例 | 文書管理推進担当者 | 33 |
| 2015年2月 | ●進捗確認 | 文書管理推進担当者 | 30 |
| 2015年4月<br>（システム導入直前） | ●システムの操作説明 | 文書管理推進担当者 | 30 |

# ■ 川口市立医療センター

　当センターの職員教育は、文書管理システム導入の2年前に研修体制の見直しと整理を行い、推進事務局が一元管理しはじめました。

　文書管理に関する教育は、質安全層別研修（表4-2）の一環として展開しました。「文書管理」はQMSの一要素であり、「プロセス指向で医療の質・安全を担保する。故にPFCと手順書を作成することが業務の見える化・標準化の第一歩である」ことを徹底しました。さらに、「PFCと手順書は病院が正式に認めたもので、かつ最新のものでなければならない」と繰り返し教えました。そして、若い職員に対しては文書の「利用」を中心に、中堅以上には文書を「改訂・登録」すること、管理職は「承認」と文書管理の推進について教えていきました。

　文書管理支援ソフトの仕組みや検索方法については、「PFC・文書チーム」が集合研修として実施しました。また、文書管理の意義、承認の仕組みと承認方法については、管理職を対象とする小人数の勉強会方式で行いました。

　文書管理について教育する過程で感じたのは、システムの運用・利用方法の理解以上に、文書を持つことの意味の理解と、文書の作成方法の習得が重要だということです。文書がどうして重要なのか、そして、重要であるなら、それをどのように記載すべきなのか、そこまで落とし込んで教育する必要があると実感しています。

表4-2　職員研修体制（川口市立医療センター）

| 名　称 | 内　容 |
| --- | --- |
| 質安全層別研修 | （ア）基礎研修<br>　職種にかかわらず、病院職員として求められる知識・ルールを学び、マネジメント能力を育成するもの。講演会方式のほか、階層別研修方式を用いている。階層別研修はキャリア（経験年数）で階層に分け、対象となる年数の間の受講を義務づけている。<br>（イ）専門研修<br>　医療職に求められる医療の質・安全の維持・向上を目的とし、法廷や施設基準要件で義務付けられている研修が含まれる。 |
| 災害研修 | BCM（Business Continuity Management System；事業継続マネジメントシステム）および災害対策マニュアルをもとにした災害医療の基本的知識の習得とともに、仕組みの見直しのための各種演習や訓練などが含まれる。 |
| 技術資格認定 | 安全管理、感染管理能力の審査や、院内で独り立ちして実施できる医療技術レベル判定（例：看護師の静脈内投与、医師のCV留置技術など）の審査が含まれる。 |

# 4-3 導入状況をチェックしよう

①文書管理の導入に向けた職員教育を実施しましたか？

　　□はい　→これまでのステップで紹介した理解度テストを行い、理解度を測ってみてもよいでしょう。

　　□いいえ→文書管理を導入するためには職員への教育は必須です。教育計画を立案し、教育を実践して、導入を図りましょう。

②文書管理を導入することができましたか？

　　□はい　→これで終わりではありません。文書を活用した改善活動の組織的な土壌がようやくできあがりました。文書を活用した改善活動をどう進めていったらよいか、次のステップに移りましょう。

　　□いいえ→何が原因で文書管理が導入できなかったのでしょうか。これまでのステップを読んで、振り返ってみましょう。

# ◆ステップ5　文書管理システムの

　ステップ4で無事に文書管理が本格的に運用されたわけですが、それで終わりではありません。ステップ5では、運用後に実施すべきこととして以下の2点を挙げています。

❶文書管理の運用を維持する
❷文書管理の仕組み自体をより効率的、効果的なモノへと改善する

❶は、運用を維持するために、新たに入ってきた職員（中途採用者を含む）への継続的な教育を行っていくことを意味します。一方、❷は文書管理の運用を始めた後にわかる改善点、課題を解決していくことです。具体的には、
・文書管理の仕組みや流れを見直すこと
・文書の統廃合を含め、文書体系を定期的に見直すこと
・改善活動と文書管理を連動させること
の3つを取り上げたいと思います。

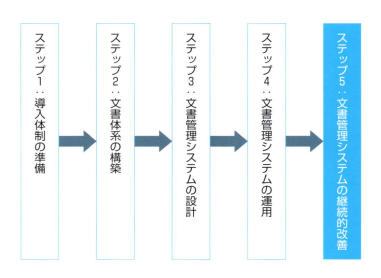

ステップ1：導入体制の準備 → ステップ2：文書体系の構築 → ステップ3：文書管理システムの設計 → ステップ4：文書管理システムの運用 → ステップ5：文書管理システムの継続的改善

# 継続的改善

　以上の❶、❷のために、ステップ5では具体的に以下の流れで実施していくことになります。

ステップ5-1　　　活用できる環境を整備しよう
　　　　5-1-1　職員教育の継続
　　　　5-1-2　流れを見直し、改善しよう

ステップ5-2　　　文書体系を定期的に見直そう
　　　　5-2-1　文書を統廃合しよう
　　　　5-2-2　改善の仕組みを活用しよう

# 5-1 活用できる環境を整備しよう

## 5-1-① 職員教育の継続

　文書管理システム導入時の教育だけでなく、導入後にも継続的な職員教育が必要です。そのためには、多くの病院で毎年実施している既存の医療の質・安全にかかわる教育・研修制度や仕組みの中に、文書管理のテーマを組み込んでおくことが大切です。

### ● 継続教育の仕組み化

　システムの導入後にも、職員教育を継続的に行う理由は、文書管理を病院機能評価の審査やISO9001の取得・継続のために実施しているのではなく、医療の質・安全のためのQMS活動の中の1つとして実施しているからです。そのため、本書で紹介している各病院では医療安全の教育を体系的に実施し、その中で文書管理に関する教育を行っています。このような仕組みづくりも、文書管理を継続的に組織内に浸透していくためには重要な要素になります。

　また、この際には既に実施済み（または計画段階）の教育・研修内容と教育対象者に重複がなく、適切であるどうかを慎重に検討してください。

　さらに、継続的教育のカギとなるのは、院内にそのような教育ができる講師を育てることです。運用当初は、外部講師を活用していくことは問題ないと思いますが、外部講師による勉強会の企画や勉強会内のアシスタント的な役割を何度か担当させることによって、院内での講師育成を同時並行的に行えるとよいでしょう。院内講師の第1候補は、やはり文書管理の推進担当者です。逆に言えば、講師になってもらえそうな人を、文書管理の導入開始時から推進担当者として関与させておくこともよい対策だと思います。

### ● 継続教育の内容について

　継続教育内容に関しては、ほぼ導入時の教育内容と同じで問題ないのですが、院内の職員の理解が進めば、それに合わせて、より深い知識が学べる内容に変えていくことも必要です。とりわけ、文書自体の質を考えさせるために、第2章で解説した「文書体系」を振り返ってみるような教育内容を加えることをおすすめします。

日々の業務は、複数部門が関連し合いながら行っており、業務の「流れ」が存在します。その「流れ」を可視化したものがPFCであり、それぞれのユニットで作業が行われ、1つひとつに作業手順が存在します。それぞれの作業に必要な帳票やエビデンスといったものも、すべて文書です。

　事例で紹介している病院の研修や、QMS-H研究会が行っている講座すべてで、プロセスを意識した教育を実施し、その枠組みの中で文書を管理することを教えています。具体的には、

- QMSにおけるプロセス指向、標準化とは
- プロセス指向、標準化と文書の関係
- よい文書とは何か、その書き方について
- 文書体系の見方、活用の仕方

などが挙げられます。

　このような導入後の教育を、しつこいくらい継続的に実施していく必要があり、そうすることで組織の中に、徐々にプロセスの考え方や文書管理が浸透していくのです。

## 事例　文書管理の継続教育

## ■ 古賀総合病院

　当院の「文書管理支援ソフト」は、「文書活用管理プロジェクト」で全部署が活動したことにより文書のシステム登録が完了し、プロジェクトは2015年8月に解散しました。プロジェクトメンバー（文書管理担当者）は、解散後も「文書管理支援ソフト」の操作を含めた業務を継続して行っています。

　文書管理業務で再構築した一元的・体系的な管理方法については、文書管理担当者をメインの対象者とし、関連して部門・部署責任者、内部監査員を含めて、システムの導入後にも勉強会を企画しました。また、一般職員向けの全体教育を年1〜2回の頻度で開催し、これにより部門・部署での周知・教育へと繋げてもらうことにしました。

　当院の年間の院内全体教育計画では、QMSに関する研修を毎年2回実施することになっており、その企画は文書管理推進事務局であるTQM推進室が行うことになっています。そこで、文書管理の再構築に取り組んだ2014〜15年度（文書管理シ

ステム導入前後)は、文書管理の意義と文書の一元管理・体系管理を重点的に取り上げ、全体研修を実施しました(写真)。

　2016年度の教育計画では、文書管理推進担当者向けの教育訓練を組む予定でしたが、導入後のシステム活用の状況(表5‑1)やアンケート結果(図5‑1)から、部門間の文書管理の周知・認識にバラつきが発生していたため、聞き取りによる個別相談を実施することにしました。各部門の不安材料や、操作上の問題点について、文書管理推進事務局が個別に聞き取りをすることで、各部門で文書管理システムの操作について理解が進むとともに、文書管理の意義の理解が定着しつつあることを実感

表5‑1　文書の改定状況(古賀総合病院)

| 部署・委員会名 | 改訂文書数 | 最高版数 |
|---|---|---|
| ME技術部 | 1 | 2版 |
| 医事課 | 1 | 2版 |
| 総務課 | 1 | 2版 |
| 診療部 | 1 | 2版 |
| 施設管理課 | 1 | 2版 |
| リハビリテーション技術部 | 2 | 2版 |
| 臨床検査・輸血療法委員会 | 3 | 2版 |
| 看護部・看護部記録委員会 | 19 | 2版 |
| 放射線技術部 | 1 | 3版 |
| 診療情報管理室 | 4 | 3版 |
| 感染制御室・感染制御委員会 | 9 | 8版 |
| 計 | 43※ | |

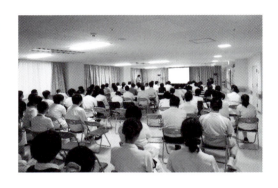

※2015年5月に初版登録を一括で行った後、2016年4月までの1年間で改訂された文書数。他文書は初版登録のまま変動なし

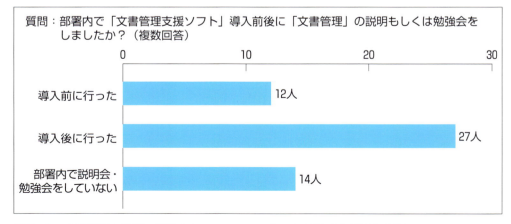

図5‑1　文書管理の説明・勉強会についてのアンケート結果(古賀総合病院)

しています。

また、2016年度の内部監査では、文書管理支援ソフトを操作できるかを監査項目に追加し、文書管理システムの定着度合いをチェックしましたが、問題事例は見られませんでした。さらに、内部監査前後に文書改訂の依頼が増加する、という波及効果もありました。院内全体の体系的な教育活動とチェックの実施により、文書管理システムの定着が進んできたと考えています。

## ■ 城東中央病院

当院では、年間を通して2ステップの医療安全教育を実施しています（表5-2）。運営は、院内のQMS活動コアメンバーであるQMS推進委員（文書管理推進担当者）が担当しています。文書管理に関する主な教育内容は、以下の通りです。

❶ PDCAサイクルと改善の関係性の説明

　　ベースとなるもの（文書）があって、初めて改善につなげられることを知ってもらい、業務の可視化をするために、PFC作成のグループワークを実施し、理解を深める。

❷ PFCの改善箇所を見出す訓練

　　与薬業務に関するインシデント事例を使用し、1チーム5～6名（看護師、コメディカル、事務系の混合）に分かれ、与薬業務分掌と登場人物を決定。そこから白紙のPFCフォーマットを使用し、与薬業務のPFCを完成させる。

❶❷を実施することで、院内での手順の統一や業務のつながりを意識し、自身の

表5-2　2ステップの医療安全教育（城東中央病院）

| | 対象者 | 単位数<br>（1単位1時間程度） | 主な内容 |
|---|---|---|---|
| ステップ1 | その年に入職した新卒者・中途採用者 | 6月から9月まで<br>合計6単位 | KYT（危険予知トレーニング）や事故報告書の書き方、事故分析、エラープルーフ化など、プロセス指向を意識した内容 |
| ステップ2 | 看護部：<br>ラダー3以上の職員<br>コメディカル・事務：<br>1年以内にステップ1を修了した職員 | 10月から12月まで<br>合計4単位 | 問題解決方法や文書の書き方、文書活用方法など |

役割を把握させる効果があるとともに、改善のベースになることや後工程を踏まえた改善に繋げることができると考えました。このように業務に沿った研修をすることにより、職員の文書に対する意識を高める努力を図りました。

しかし、病院方針の変化に伴い、現状の業務と教育内容に差異が生じてきたことや、各部門の主任以上の役職者は文書の作成や管理の研修を修了し、理解が得られたと判断したこと、またそれに加えて新入職員や中途採用者向けには文書管理に関する教育がなされていないこと等、様々な情勢の変化に対応し、2016年度から文書管理に関する教育に関する内容と教育方法を変更することとしました。

院内に文書管理を広めるためにも教育対象者を全職員に広げ、TQM推進室専従で文書管理責任者でもある職員が、教育を担当しました。実施方法としては、終業後に30分間の研修を行う旨を院内に周知し、集まってもらうことにしましたが、終業後すぐに参加できる職員とそうでない者がいることを考慮し、同じ内容の教育を同日に2回行いました（例えば、○月△日17時開始、17時30分開始）。こうして参加しやすい環境を整え、より多くの職員に文書管理教育を受講させ、文書をもとに改善が行われることを理解してもらうことにより、医療安全の観点から質向上を図りました。

## ● 今後の課題

文書管理教育を終えてのアンケートでは、「文書を一元管理する意味がわかった」「（文書が）無意味な事だと思っていたが、教育材料で使用できることがわかった」など、建設的な意見が多く寄せられました。また、今回の文書管理教育を実施したことにより、役職者以外の職員からも、文書の改訂方法についての質問や、文書廃棄の依頼が増えるなど、文書改訂に対する意識の向上が見られました。しかし、その反面「内容が難しかった」「文書管理支援ソフトの使い方だけ教えてほしい」などの意見もあり、次年度以降の教育内容に反映させたいと考えています。

この教育計画を立案した当初の参加目標は、開催時勤務者（夜勤専従職員）や法人外職員（給食担当等）を考慮し、全職員の80％の受講率を見込みました。述べ4日間に渡り、合計8回の教育を実施しましたが、結果は66.1％の参加率にとどまりました。部門別の参加率を解析すると、開催時間に業務が重なる部署があることや参加意識が低い部署があり、目標に至らない結果となりました。出席率が低い部門の対策を考えると共に、次年度以降に反映させ、一人でも多くの職員に教育を受けてもらえる体制作りと、理解度を高めるような内容にすることが次の課題です。

> **コラム　QMS-H 研究会の文書管理講座**

# 医療のための質マネジメント基礎講座

　QMS-H 研究会では、毎年 5 月から 8 月にかけ、「医療のための質マネジメント基礎講座」として全14回シリーズのプログラムを開催しています。ここでは、文書管理に関連するテーマについて紹介します。

## ● PFC による業務プロセスの標準化、可視化（2 テーマ：計 6 時間）

❶「日常管理の基礎」をテーマに、講義と PFC 作成の演習を行います。ここでは、採血業務のように、病院内の特定の業務プロセスで作成するのではなく、ファミリーレストランの業務をイメージして PFC の作成演習を実施します。

　これは、参加者同士のコミュニケーションを図るねらいもありますが、参加者側が多職種であること、また、病院従事者以外の方も参加していることから、誰にでも流れが理解しやすいレストラン業務を取り上げ、お客様の入店時から料理の提供までを PFC に記入していきます（模範例：157ページ図 5‒3）。本テーマでの使用物品は、模造紙と付箋と筆記具だけです。

　完成後は、PFC を発表し、グループ間での討論により、工夫した点や難しかった点などを共有しています。

❷「PFC を用いた医療業務プロセスの可視化」をテーマに、医療に特化した診療業務の PFC（診療 PFC）を作成します（次ページ図 5‒2）。作成手順、使用物品はレストラン業務の PFC 作成時と同じですが、参加者の病院ごとに運用が異なるため、仮の運用マニュアルを配付し、そのマニュアルに基づいて作成します。

　また、QMS-H 研究会では、診療 PFC 作成上の問題点として、診療 PFC 内で可視化すべき業務の単位が異なることや、使用する用語が統一されないことが挙げられたため、「診察」、「血圧測定」、「指示受け」のように業務単位を定義付けし、用語を標準化しています。これらを「診療業務要素」と名付け、あらかじめ要素をタックシールに印刷し、演習に使用することで、作業時間の短縮にも努めています。

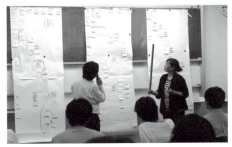

作成した PFC について意見交換をしている様子

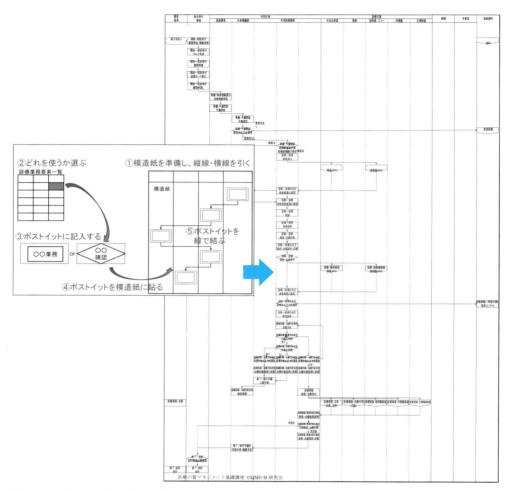

図5-2　診療 PFC の作成手順の例

## ● 文書管理（1テーマ：3時間）

　PFC 演習に続き、「院内文書の管理を通じて標準化・改善が進む組織基盤を構築する」と題し、文書管理の意義をはじめ、文書体系（管理レベル）や文書タイプ、文書承認プロセス、さらに QMS-H 研究会で今まで開発してきた文書管理推進導入ステップや文書管理支援ソフトの紹介について講義形式で行います。また、QMS-H 研究会に参加している複数の病院から、具体的な活動事例も報告しています。本テーマの中で文書承認者マップの作成（86ページ）演習も行い、病院間の情報交換もしています。

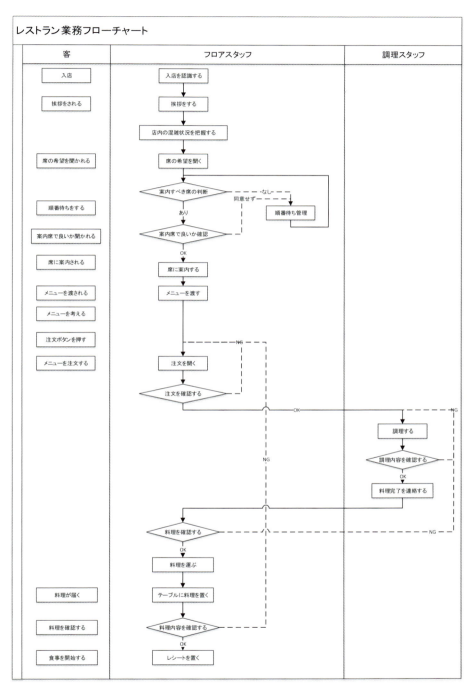

図 5-3　レストラン業務の PFC の例

## 5-1-❷ 流れを見直し、改善しよう

　文書管理システムを実際に動かして文書管理の運用を実際に開始してみると、さまざまな問題が発生します。運用時に把握したこれらの問題点をもとに、より効果的な運用方法にするために、これまでの運用の流れを振り返って改善してみましょう。

　運用開始後によく直面しそうな問題について、以下で説明します。

### ❶文書管理の仕組みとシステムの見直し

　実際に運用を始めたら、作成・改訂、承認、周知などの一部がうまく進まず、文書の一元管理が滞ることがあるかもしれません。問題が発生したらその都度、事務局がバタバタと対応するのではなく、文書管理の一元的な管理方法自体を見直すことで、これらの非効率なやり方を改善し、再発を防止することが大事です。

　また、文書管理のシステムそのものがうまく動作しない、院内の他の医療情報システムの同期化、データの連携がうまく行かない、表示画面がおかしい、さらには、検索・閲覧端末の台数が少ない、などの問題も生じることがあります。これらは、システムを自病院で開発したのなら院内の医療情報システム担当者と、外部のシステムを導入したのであれば、外部の保守メンテナンス担当者に問い合わせて、限りある予算の範囲内でできる対策案を検討していく必要があります。

### ❷「文書承認者マップ」の見直し

　ある文書をどの部門・委員会から承認を得て、さらにどこまで周知すればよいかは「文書承認者マップ」を基準に判断します。本来は承認してほしい部門・委員会であるにもかかわらず、「文書承認者マップ」にその記載がなかったり、周知すべき対象者を追加・変更したいような場合には、「文書承認者マップ」を改善することになります。

　ステップ1で「文書承認者マップ」を一応作成していますが、ステップ5の運用後に、内容の不備を発見することもあるので、病院の運営実態に合った「文書承認者マップ」にしていくことが重要です。

❸ 文書管理の教育方法、仕組み自体の見直しと改善

　ステップ5-1-1で継続的な教育が大事であることを述べました。しかしながら、院内の職員の理解度レベルや定着度合い、そして院内講師の育成度合いに合わせて、教育内容、教育対象者、教育実施方法（講義型、演習型、ロールプレイ型など）を適宜見直しし、改善していくことが求められます。

## 事例　システムの運用と見直し

## ■ 前橋赤十字病院

　当院では、毎年4月に組織図の改編と委員会の見直しが行われます。例えば2016年度には、事務部の課の統合や分割があり、総務課と人事課が統合され総務課になり、管財課が分割され、第一管財課と第二管財課になりました。この組織改編にともない、推進事務局では、文書承認者マップの見直しを行いました。手順を、文書承認者マップ（90ページ図1-16）に合わせて説明します。

①横軸の「部門」を変更する
②縦軸の「業務分類」と、変更した横軸の「部門」から、該当する箇所に●をつける

　総務課の統合事例では、人事課欄を削除し、人事課の●印が、そのまま総務課に移行しました。一方、管財課の分割事例（図5-4）では、それまでの管財課欄の●印が業務分類に従い、主に建物や療養環境等に関する分類は第一管財課へ、機器や材料などの物品管理の分類は第二管財課へ、それぞれ●印を分割することで対応

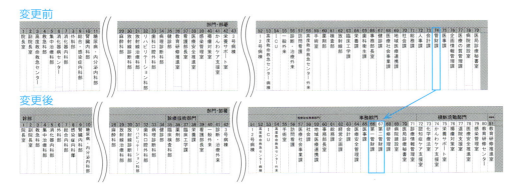

図5-4　文書承認者マップの部門の変更（前橋赤十字病院）

ステップ5 ●文書管理システムの継続的改善

しました。

このように、部署が統合される場合は、●印を移行することで対応可能ですが、分割される場合は、業務分類を見ながら適切に●印を付加していくことが求められます。

定期的な組織改編に伴い、文書承認者マップを変更することで文書承認者も変更になりますので、継続的に文書が適切に承認できる仕組みづくりが必要になります。

## ■ 川口市立医療センター

文書管理支援ソフトを導入して文書管理を開始したものの、実際に文書を発行するのに、かなり時間を要していました。その最も大きな原因となっていたのが、承認や周知依頼のメールを見てもらうのに時間がかかる、という点でした。

そこで、意図的にアナログなやり方を用いることにしました。以下がその手順です。

①文書を作成した部署の責任者は、関係する部署があるかどうかを判断し、関係部署の責任者に、文書システムに登録すべき内容を記載した文書登録依頼書（図5−5）で承認をもらう。
②承認の書面を、文書ファイルと一緒に文書管理責任者（PFC文書チーム）へ提出する。
③PFC文書チームメンバーは、文書システムへの登録手続きと代行承認作業を行う。

「書面で関係部署の責任者に承認をもらい、文書管理責任者に提出する」というアナログなやり方を、あえて取ることによって、文書管理支援ソフトの承認・周知の「流れ」をわかってもらうのが狙いです。

PFC文書チームが、関係部署の抜け漏れや文書の書き方のチェックを行うこともできるため、指導的な側面からは有効な方法ですが、これをいつまでも続けていては、支援ソフトを導入した意味が半減してしまいます。ある程度、文書作成が軌道に乗り、承認への意識が高まってきた時点で、支援ソフト上で承認・周知を行うように、運用を変更したいと考えています。

| 文書登録依頼書フォーマット | 作成日；2016 年 10 月 10 日 | 第1版使用開始日 2016 年 10 月 20 日 |
|---|---|---|
| 川口市立医療センター；質安全管理室 | 作成責任者； | 第1版 |
| 文書ID | 登録区分 | 1 / 1 |

# 文書登録依頼書

申請部署・委員会：　　　　　　　　申請者名：

申請年月日：

| 依頼区分 | 新規　　改訂　　分割　　統合　　廃棄 | |
|---|---|---|
| 依頼目的 | | 変更する理由 |
| 内容の概要 | | 改訂などのポイント |
| 業務大分類 | | |
| 業務中分類 | | |
| 業務小分類 | | |
| 文書名 | | 文書名とファイル名が同一であることを確認 |
| 文書タイプ | 規定・基準　手順書・マニュアル　PFC　技術標準　帳票・記録フォーマット | 記録そのものは登録しない |
| 管理レベル | 1　　2　　3 | |
| 主管部署 | | 作成部署に相当 |
| 関連部署 | | 記載されている内容に関係する部署．例えば医局全体ではなく特定の診療科などがある場合は明記 |
| 関連委員会 | | 記載されている内容に関係する委員会 |

…………………………　質安全管理室使用欄　…………………………
受領日：　　　　　　　　受領者：

システム登録日：　　　　システム登録者：

図 5-5　文書登録依頼書（川口市立医療センター）

ステップ5 ●文書管理システムの継続的改善

# 5-2 文書体系を定期的に見直そう

## 5-2-① 文書を統廃合しよう

　この段階になると、文書管理の意義やその仕組み、運用方法については理解が進み、むしろ文書管理のキモである文書そのものをどう整理していったらよいか悩む頃かと思います。見つけやすく使いやすい文書にするためには、複数の文書を1つにまとめる、異なる複数の業務内容が書いてある1つの文書を分割する、文書の内容そのものを作成し直す、使わないまたは存在することで現場に要らぬ混乱や誤解を与えるような文書を廃棄するなど、文書を統廃合していく必要があります。

### ● 統廃合の必要性とそのパターン

　文書の統廃合のパターンは、以下のように整理できます。

統合：2つ以上の複数の文書を1つの文書にまとめる
分割：1つもしくは複数の文書を、ある意味を持った文書に分ける
廃棄：不要な文書として、処分する
文書見直し：統合、分割、廃棄といった処理は行わず、文書の内容を見直す
新規作成：新たに文書を作成する

　統廃合のやり方ですが、すべての文書を一気に見直すことは困難です。事例を読むと、各病院それぞれが工夫しながら進めていることが理解できるでしょう。

### ● 統廃合の方法

　文書の統廃合のやり方ですが、病院の事例紹介をふまえて下記にまとめます。
#### ●部門ごとの統廃合
　前橋赤十字病院のように、主管部門ごとに文書一覧や文書本体をチェックして文書の統廃合を試みる、というのが一番やりやすい方法です。また、城東中央病院のように改訂履歴がない、もしくは少ない文書にターゲットを絞り、主管部門ごとに見直しを始めることもできます。一元管理ができているのであれば、改訂履歴から

文書の改訂状況を確認することができます。

●業務分類ごとの統廃合

古賀総合病院のように、業務分類ごとに文書一覧をアウトプットし、それぞれの文書間の関係を分析して統廃合を試みる、という方法は、かなり高度な分析になります。これは文書の体系管理による効果であり、この分析は共有フォルダやグループウェアでの管理では困難です。電子的に文書管理支援ソフトを導入し、体系管理、一元管理ができているからこそ可能な方法です。

なお、文書をより多く持った方がよい、またはより少なく持っておいた方がよいということはありません。病院の規模、診療科数、従業員数とその力量レベル、業務の複雑度合い、来院する患者の特徴などによって、必要となる文書数は異なります。そうはいっても、"相場観"なるものがあります。200床程度の中規模病院であれば1,000から2,000、400床以上あれば、3,000から4,000以上の文書はあるのではないでしょうか。

## 事例　文書の統廃合

### ■ 前橋赤十字病院

当院の文書は、把握しているだけで4,000を超えており、院内に存在するすべての文書は、おそらく5,000～6,000、もしくはもっと多いかもしれません。そこで、文書数を減らす目的もありますが、同じ業務プロセスで使用しているにもかかわらず、複数部門で似たようなフォーマットの文書が散見される現状があることから、業務標準化の一環として看護部門に働きかけ、文書の統廃合（見直し）を実施してみることとしました。

当院は、QMS開始当初から、看護部門内のPFCを作成・改訂するワーキンググループ（看護PFCワーキンググループ）を立ち上げていた経緯があり、QMS活動が進む中で発展的に見直され、現在では看護部PFCマニュアル委員会と名称が変更になり、各部署からメンバーが選出され、看護部門内のPFCや各種マニュアルの整備などを行っています。

今回、その委員会の中で、病棟間で類似している文書について、内容の見直しも含めて統廃合に着手することにしました。

例えば、「術前チェックリスト」は、手術室主導で作成された標準文書として各病棟で使用していますが、病棟側の運用面が網羅されていないこともあって、病棟

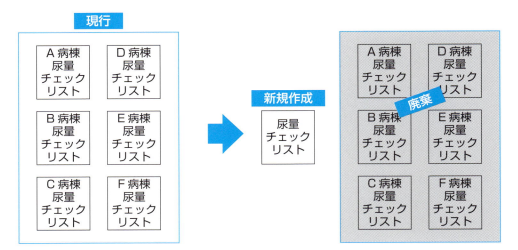

図5-6　文書の統廃合のイメージ（前橋赤十字病院）

側独自に作成した別の文書と「術前チェックリスト」が合わせて運用されていました。そこで今回の見直しでは、病棟側の運用も網羅した「術前チェックリスト」への改訂に取り組んでいます。

　また、「尿量チェックリスト」は、ほとんどの病棟に同名の文書が存在していますが、診療科によって観察や測定項目、看護ケアの視点等が異なり、文書のフォーマットが病棟ごとにバラバラでした。そこで、この文書を統廃合することで、病棟間の文書の標準化に着手するとともに、実際の尿量チェック業務の見直しにも並行して取り組んでいます（図5-6）。病棟間における文書統廃合のためのプロセスも確立できることから、今後は、さらなる業務の標準化、医療サービスの向上に繋がるのではないかと期待しています。

検査課　文書一覧

| No. | 文書名 | 改訂日 | 作成日 | 処理 |
|---|---|---|---|---|
| 1 | 臨床検査適正委員会規定 | | 2012/3/31 | 改訂予定 |
| 2 | 12誘導心電図検査実施手順書 | | 2012/3/31 | 改訂予定 |
| 59 | 内視鏡的止血処置補助手順書 | | 2012/3/31 | 改訂せず |
| 60 | 内視鏡的異物除去補助手順書 | | 2012/3/31 | 改訂せず |
| 61 | 内視鏡スコープ洗浄消毒手順書 | | 2012/3/31 | 改訂予定 |
| 62 | 内視鏡処置具洗浄・消毒手順書 | | 2012/3/31 | 改訂予定 |
| 63 | 内視鏡自動洗浄装置保全規定 | | 2012/3/31 | 改訂予定 |
| 64 | 内視鏡検査後フォロー規定 | | 2012/3/31 | 改訂せず |
| 65 | 内視鏡検査患者受付手順書 | | 2012/3/31 | 改訂せず |
| 66 | 内視鏡・生理検査紹介患者受付手順 | | 2012/3/31 | 改訂予定 |
| 67 | トロポニンT迅速検査手順書 | 2013/3/29 | 2012/3/31 | |
| 68 | トロポニンT定性迅速検査実施手順書 | 2013/3/29 | 2012/3/31 | |
| 69 | ドライケム装置操作手順書 | | 2012/3/31 | 廃棄 |
| 70 | ドライケム装置保全規定 | | 2012/3/31 | 廃棄 |

（処理欄：各課に記入を依頼）

図5-7　文書一覧による文書の統廃合（城東中央病院）

## 城東中央病院

　当院では、2013年から「文書管理支援ソフト」を導入し運用しています。2015年度のQMS活動で特に労力を費やしたのが、文書の見直しです。文書管理支援ソフトに登録されている文書が約1,600（2015年4月現在）あり、文書改訂履歴がないもの、すなわち作成から1度も改訂されていない文書をピックアップした結果、478の文書が対象に上がり、見直しを図りました（2013年以前作成の文書が対象）。

　支援ソフトからエクスポートした部門別文書一覧を各部門に渡し、「改訂・統合」「廃棄」「維持」のいずれかを選択してもらい、主に不要な文書の廃棄に努めました（図5-7）。その背景には、ISO9001の取得時に作成した多数の文書の存在があります。実際の業務と内容がかけ離れたり、作成から年月が過ぎて業務自体がなくなっていたり、不要な文書を少しでも減らし、効率化・軽量化を図るためです。実際にこの活動を行った部門の職員たちからは、「こういう機会を作らないと文書の見直しはしないままだった」「同じ内容で表題が違うものが発見された」などの意見が聞かれました。この活動の結果、対象文書478のうち改訂・統合138、廃棄98、維持219（その他23）となり、効率化・軽量化が実現したと感じています。

　また、部門によっては、自部門が所有している文書すべてを、1度も改訂していないことが判明し、文書管理責任者の視点からも有意義な活動だと感じました。

# ■ 古賀総合病院

## ● 二次文書の分割

　文書管理支援ソフト導入前の当院の文書作成のルールは、ある二次文書について、その二次文書の業務に関連する下位文書（三次文書）のタイトルを文中へ明記するとともに、文末に「関連文書」として書き出し（図5-8）、関連する帳票類は「別紙」として「文書」とワンセットで扱ってきました（図5-9）。

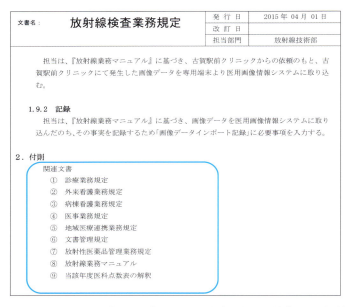

図5-8　システム移行前の規定と関連文書の扱い（古賀総合病院）

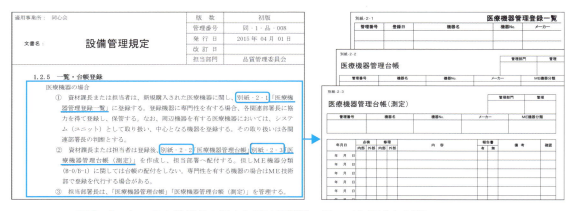

図5-9　システム移行前の規定と関連帳票類の扱い（古賀総合病院）

文書管理支援ソフト導入後の文書見直しでは、二次文書と帳票は切り離し、単体で改訂できるよう「分割」しました（図 5 -10）。

Q-2-看-0004：看護共通マニュアル

| D: 看護手順 | D:版数 |
|---|---|
| | 発行日 |
| | 改訂日 |
| | 作成部署 |

看護手順は以下の通り分類し、目次にて文書名を明記する。

| 順番 | 構成…科別 | 文書整理番号 | 版数 |
|---|---|---|---|
| 1 | 共通 | D1-1 | 7版 |
| 2 | 内科 | D1-2 | 7版 |
| 3 | 外科 | D1-3 | 7版 |
| 4 | 泌尿器科 | D1-4 | 7版 |
| 5 | 耳鼻科 | D1-5 | 7版 |
| 6 | 眼科 | D1-6 | 7版 |
| 7 | 整形外科 | D1-7 | 7版 |
| 8 | 放射線科 | D1-8 | 8版 |
| 9 | 産婦人科 | D1-9 | 7版 |
| 10 | NICU | D1-10 | 7版 |

看護共通マニュアル　目次

D1 -1　共通

| コード1 | 項目 | コード2 | 文書名 |
|---|---|---|---|
| 1 | 共通 | 001 | 採尿 |
| 1 | 共通 | 002 | 採便 |
| 1 | 共通 | 003 -1 | 培養検査（胸水・腹水・血液） |
| 1 | 共通 | 003 -2 | 培養検査（咽頭・痰・尿・便） |
| 1 | 共通 | 004 | 動脈血ガス分析 |
| 1 | 共通 | 005 | クレアチニン・クレアランス |
| 1 | 共通 | 006 | 尿中Cペプチド |
| 1 | 共通 | 007 | ICG試験 |
| 1 | 共通 | 008 | 高気圧酸素療法 |
| 1 | 共通 | 009 | 胃管カテーテル挿入 |
| 1 | 共通 | 010 | イレウス管チューブ挿入 |
| 1 | 共通 | 011 | 肺活量測定 |
| 1 | 共通 | 012 | 胃洗浄 |

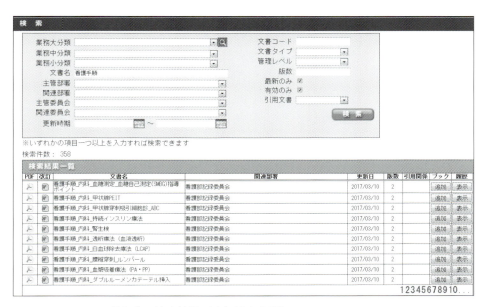

図 5 -10　「看護共通マニュアル」の中から「看護手順」目次（抜粋）（古賀総合病院）

検　索

業務大分類
業務中分類
業務小分類
文書名　看護手順
主管部署
関連部署
主管委員会
関連委員会
更新時期　～
文書コード
文書タイプ
管理レベル
版数
最新のみ ☑
有効のみ ☑
引用文書
検　索

※いずれかの項目一つ以上を入力すれば検索できます

検索件数：358

検索結果一覧

| PDF | 改訂 | 文書名 | 関連部署 | 更新日 | 版数 | 引用関係 | ブック | 履歴 |
|---|---|---|---|---|---|---|---|---|
| | | 看護手順_内科_血糖測定_血糖自己測定(SMBG)指導ポイント | 看護部記録委員会 | 2017/03/10 | 2 | | 追加 | 表示 |
| | | 看護手順_内科_甲状腺PEIT | 看護部記録委員会 | 2017/03/10 | 2 | | 追加 | 表示 |
| | | 看護手順_内科_甲状腺穿刺吸引細胞診_ABC | 看護部記録委員会 | 2017/03/10 | 2 | | 追加 | 表示 |
| | | 看護手順_内科_持続インスリン療法 | 看護部記録委員会 | 2017/03/10 | 2 | | 追加 | 表示 |
| | | 看護手順_内科_腎生検 | 看護部記録委員会 | 2017/03/10 | 2 | | 追加 | 表示 |
| | | 看護手順_内科_透析療法（血液透析） | 看護部記録委員会 | 2017/03/10 | 2 | | 追加 | 表示 |
| | | 看護手順_内科_白血球除去療法（LCAP） | 看護部記録委員会 | 2017/03/10 | 2 | | 追加 | 表示 |
| | | 看護手順_内科_腰椎穿刺_ルンバール | 看護部記録委員会 | 2017/03/10 | 2 | | 追加 | 表示 |
| | | 看護手順_内科_血漿吸着療法（PA・PP） | 看護部記録委員会 | 2017/03/10 | 2 | | 追加 | 表示 |
| | | 看護手順_内科_ダブルルーメンカテーテル挿入 | 看護部記録委員会 | 2017/03/10 | 2 | | 追加 | 表示 |

12345678910...

図 5 -11　システム移行後の検索結果（古賀総合病院）

## ● 看護部の業務マニュアルの分割

　手順書・マニュアルで1冊にまとめていたものを「分割」した例として多大な労力を要したのが看護部の業務マニュアルでした。「外来看護」「病棟看護」「手術看護」「看護共通」と大きく4種類あり、看護業務マニュアルとして一括管理されていました。この管理方法のデメリットとして、一部改訂の際の承認、周知に時間がかかり、改訂されない、現場が文書を見ない、ということがありました。そこでかなり手間がかかると思いましたが、それぞれの業務ごとに分割することとしました。その結果、497種類の文書に分割できました。

　これにより、以後の文書改訂には負担軽減につながっています（図5-11）。

## ● 文書の分割と引用文書の対応付け

　文書管理支援ソフト導入前の「設備管理規定」には、関連文書と関連する帳票がありました（表5-3左：旧文書）。そこで、旧文書を分割し、引用関係を設定し直して関連付けました（表5-3右：新文書）。

　このように引用関係について対応付けたことで、文書管理支援ソフトでは、引用機能で関連付けられた文書は、文書改訂の際に図5-12のように表示されるため、改訂漏れの防止になります。

表5-3　規定・基準と関連文書・帳票の統合と分割（古賀総合病院）

| 旧文書 | 新文書 |
| --- | --- |
| 別紙1：設備管理規定における機器分類の定義 | 「設備管理規定」の中に含めた（統合）。 |
| 別紙2-1：医療機器管理登録一覧<br>別紙2-2：医療機器管理台帳<br>別紙2-3：医療機器管理台帳（測定） | 別の文書として、それぞれ「帳票」として登録した（分割）。また、「設備管理規定」と引用関係として登録した。 |
| 関連文書<br>・購買管理規定<br>・総務業務規定<br>・廃棄物管理規定<br>・方針管理規定<br>・リスクマネジメント規定<br>・内部コミュニケーション管理規定<br>・施設管理業務マニュアル | すべて「設備管理規定」と引用関係で登録した。文書タイプは以下の通り。<br>●規定・基準<br>　購買管理規定、総務業務規定、廃棄物管理規定、方針管理規定、リスクマネジメント規定、内部コミュニケーション管理規定<br>●手順書・マニュアル<br>　施設管理業務マニュアル |

また、文書管理支援ソフトでは「影響可能性文書一覧」を抽出可能なため（図 5-13）、関連文書の業務分類・関連の適切性・分割 / 統合の必要性等々を見直す材料にもしていきます。現在、定期的に“必要な時に必要な文書が活用できる”環境づくりに奮闘しているところです。

**登録依頼**

今回の登録依頼で同時に改訂の承認を受ける文書を選択して下さい

| | | |
|---|---|---|
| 医療機器管理登録一覧 | | 参照... |
| 医療機器管理登録一覧(PDF) | | 参照... |
| 医療機器管理台帳 | | 参照... |
| 医療機器管理台帳(PDF) | | 参照... |
| 医療機器管理台帳（測定） | | 参照... |
| 医療機器管理台帳（測定）（PDF） | | 参照... |
| 設備機器管理登録一覧 | | 参照... |
| 設備機器管理登録一覧(PDF) | | 参照... |
| 設備機器管理登録一覧（測定） | | 参照... |
| 設備機器管理登録一覧（測定）（PDF） | | 参照... |
| 設備機器管理台帳 | | 参照... |
| 設備機器管理台帳(PDF) | | 参照... |
| 設備機器管理台帳（測定） | | 参照... |
| 設備機器管理台帳（測定）（PDF） | | 参照... |
| 医療機器貸・借簿 | | 参照... |
| 医療機器貸・借簿(PDF) | | 参照... |
| 医療機器試用願 | | 参照... |
| 医療機器試用願(PDF) | | 参照... |
| 修理依頼伝票（施設管理課用） | | 参照... |
| 修理依頼伝票（施設管理課用）（PDF） | | 参照... |
| 製作・修理依頼伝票 | | 参照... |
| 製作・修理依頼伝票(PDF) | | 参照... |
| 施設管理課_施設管理業務マニュアル | | 参照... |
| 施設管理課_施設管理業務マニュアル(PDF) | | 参照... |

図 5-12　引用機能で関連付けられた文書（設備管理規定の例／古賀総合病院）

**影響可能性文書一覧**

| | | 文書名 | 関連部署 | 更新日 | 版数 |
|---|---|---|---|---|---|
| 選択 | 閲覧 | 施設管理課_貫流ボイラー運転マニュアル | | 2016/06/01 | 1 |
| 選択 | 閲覧 | エアコンフィルター清掃計画表_予定表1 | | 2016/06/01 | 1 |
| 選択 | 閲覧 | エアコンフィルター清掃計画表_予定表2 | | 2016/06/01 | 1 |
| 選択 | 閲覧 | エレベーター点検表（中央棟） | | 2016/06/01 | 1 |
| 選択 | 閲覧 | エレベーター点検表（春草苑・ストレスケア） | | 2016/06/01 | 1 |
| 選択 | 閲覧 | ヒートポンプチラー点検表 | | 2016/06/01 | 1 |
| 選択 | 閲覧 | メゾン・ド・フィオーレ点検表（平成_年度） | | 2016/06/01 | 1 |
| 選択 | 閲覧 | 保守・施工作業記録 | | 2016/06/01 | 1 |
| 選択 | 閲覧 | 保守点検計画表 | | 2016/06/01 | 1 |
| 選択 | 閲覧 | 地下タンク貯蔵所日常点検 | | 2016/06/01 | 1 |

12345678910...

図 5-13　影響可能性文書一覧（古賀総合病院）

## 5-2-❷ 改善の仕組みを活用しよう

病院内には、さまざまな改善活動の仕組みがあります。文書管理は、それらの改善活動を展開、検証、定着するために必要な活動です。改善活動と文書管理をどうリンクさせて活動させていったらよいか、事例をもとに学習しましょう。

病院内にはQCサークル活動、看護研究、内部監査、バランストスコアカード、インシデント・アクシデントレポート、目標管理、方針管理、病院機能評価、ISO9001など、さまざまな改善活動があり、皆さんも何らかの活動をされていると思います。

一方で、現場では相当な時間と人を使って文書を作成していることと思います。これらの改善活動と文書管理は切っても切れない関係にあるのですが、うまく連動して行えていない病院が多いのも事実です。

安全かつ質の高い医療を実施するためには、標準化した手順を定着させなければなりません。そのためには文書の改訂や統廃合は絶対に必要です。文書の一元管理、体系管理ができていない病院でも、改善活動はしているはずです。まずは、改善すべき業務が、いま保管されている文書にどう書かれていて、その業務に関係する部門や委員会、職種は誰なのかを考えてみましょう。その関係者の人たちと一緒に文書を洗い出し、改善し、そして一緒に文書を作成・改訂して、承認・周知することが重要です。

一方で、組織的な改善ができていない、せっかく改善しても定着しない1つの大きな原因に、文書管理の仕組みが十分に整備されていないことがあると思います。ステップ1からステップ5のここまで取り組んで来て、文書管理の仕組みが自病院内に構築され、運用されているのですから、その高い改善意欲をぜひ組織全体の改善力に結び付けてほしいと思います。

### ● 連動の具体例

例えば、QCサークルや目標管理の最後のステップは、「標準化と歯止め」です。改善活動の結果として得られた有効な対策を、一過性のものでなく病院組織全体として定着させるためには、その対策を文書に記述して標準化し、関連する医療者すべてがその文書通りに業務を実施することによって、初めて、同様な問題や不具合

が起こらないような歯止めができるようになるのです。

　病院経営上、これらの改善活動はお祭りやお飾りでなく、経営活動そのものです。大事な人的資源を投資をしているのですから、病院として安全でかつ質の高い医療を確実に実施するために、改善活動と文書管理を連動させて、より大きな成果を生み出すことを目指しましょう。

　また、ある業務で問題が発生したとき、その問題の発生を引き起こした要因分析を行うためには、その業務内容や方法を記載した文書があるのなら、その文書を活用して今のやり方のどこがどのようにまずくて、このような問題が起きてしまったのかを分析すべきです。もし分析できないのであれば、文書の一元管理、体系管理が病院として不十分であると言わざるを得ません。

　改善活動をするときに、

①関連する業務の文書はどこにあるのか
②その文書にはどのように書かれているか
③実際にどのように業務を実施したのか
④文書に書かれていることと、実際に実施したことの間にどのような差異、ちがいがあるか
⑤なぜそのような差異やちがいが生まれてしまったのか
⑥その文書をどのように変えれば、問題の再発を防止できるのか

と考えることで、改善活動と文書管理がより一層つながってくることになります。

## 事例　改善活動との連動

### ■ 埼玉病院

　当院では年3回に分け、全部門を対象に1回ずつ、不具合事例の生じたプロセスを中心に内部監査を実施しており、その際に一元管理された文書を活用しています。取り上げられるプロセスは1つの場合がほとんどですが、派生的に数個となる場合もあります。内部監査といっても、堅苦しい「監査」ではなく、監査を受ける部門（被監査部門）が日常業務で困っていることや発生したインシデント事例について、多職種の監査チームとディスカッションする場となるように心がけています。

　まず、被監査部門から内部監査の1カ月前をめどに、前述のような不具合事例とそれに関わる文書を推進事務局（＝TQM推進室＝内部監査事務局）に提出しても

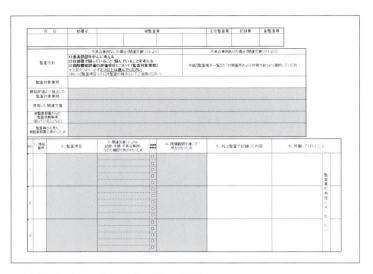

図5-14　内部監査チェックシート（埼玉病院）

らいます。その際、もし文書管理システムに登録してない文書があれば、提出を促すようにしています。文書提出を受け、推進事務局では次のような確認をします。

①不具合事例の記載内容が、監査チームにとって発生状況やその原因が検討できる内容かを確認して、場合により訂正・再提出を依頼
②事例に関連する文書が提出されているか、ほかに関連する文書はないのかを検討し、必要時は変更、追加を依頼
③事例、文書、内部監査チェックシート（図5-14）を監査チームに配布

次に、監査チームは以下の手順で進めます。

①事前打ち合わせ
　配布された文書を読み、どうすれば改善できるかを多職種で議論し、現場を視察するにあたって、どのプロセスを確認するかを話し合う。

②現場視察
　困っている事や不具合事例の生じた場面を直接確認しながら、問題点や改善策を被監査部門と話し合う。

③机上で内部監査
　被監査部門と監査チームの間で、問題点ならびに改善策を共有する。具体的に改善するまでの時期を相談したり、提出された文書をどのように改訂や統廃合、新規作成したらよいのか、といったディスカッションも行う。
　内部監査を実施してきたことで、問題点が把握され、改善策が導き出される場面

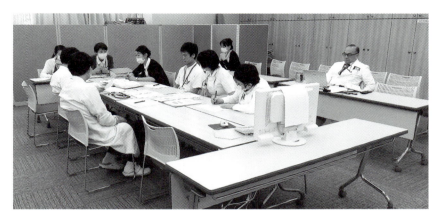

内部監査のようす（埼玉病院）

も多く見受けられました。また、一元管理された文書を活用することで、内部監査での議論が問題点の指摘や改善策の話し合いだけに終わって忘れ去られるのでなく、業務に実際に使用する手順書やPFCの更新につながり、結果として不具合の減少による質改善に確実につながっています。また、文書の見直しも定期的に行われるようになりました。

さらに、現在各部門別に行っている内部監査に加え、それぞれの業務にそった多職種対象の内部監査を行いたいと考えています。それは以下のような理由からです。

> ①例えば与薬業務については、医師が患者を診察して処方する場面から看護師が与薬して服薬確認を行うまでのPFCがあるが、他の多くの業務ではそれぞれの部門でのPFCや手順書で業務を行っている。そのため、文書間の整合性が取れているかは不明である。
> ②一方で、当院では文書の一元管理が進み、業務分類ごとに文書が整理されている。
> ③部門間の引き継ぎ不足や連絡ミスに起因する不具合事例が生じている。

そこで、これらの対策として、内部監査を活用しようと考えています。それぞれのPFCや手順書を持ち寄って、引き継ぎ部分での役割分担や問題点を明らかにし、連続性のあるPFCや手順書に改善する事が必要であり、多職種が連携して高度な医療を提供する急性期病院には必要な取り組みではないかと考えています。

また、文書管理と内部監査を連携して展開することによる相乗効果もありました。QMS導入初期、内部監査では、各部署の新人教育がどのように実施されているかをチェック項目に入れていました。そして、内部監査を行った監査員が、他部署の

新人教育計画や関連する文書類が自部署のものに比べて格段に内容が濃く、整備されているのを見て、自部署に戻ってから新人教育計画や関連する文書を充実させ、さらにそれを見た別部署もそれぞれの新人教育計画や関連する文書を充実させる、といったドミノ効果がありました。

## ■ 城東中央病院

当院での文書管理の活用について2つの具体例を紹介します。

### ● 方針管理と文書管理

当院では、各部門の方針管理をQMS推進委員が中心になり行っています。この活動は、年間を通じて各部門がQCストーリーを基に業務改善に取り組み、組織としてより良い医療を継続的に届けるための活動です。各部門で立案された課題を達成し、その結果を最終的に当院のルールにする、すなわち標準化を図ることを目的としています。この標準化に欠かせないものが「文書」であり、それを管理するシステムが構築できていないと、せっかく取り組んだ成果が、標準化に繋がらないと考えています。当院で取り組んだ方針管理から、標準化に至った事例を紹介します。

#### 持参薬管理の手順の再構築

これまでも持参薬の管理は行ってきていたものの、病棟看護師による与薬セッティング時の薬剤間違いなどのインシデントが散見されていました。このことから、薬剤科と病棟看護部で問題点を共有し「薬品鑑別依頼書」を作成し導入を試みました。

約1カ月の試用期間を経て詳細部の改訂を加え、「薬品鑑別依頼書」を正式文書として登録し、運用を開始しました。また、業務変更に伴い、既存の「与薬業務手順書」の見直しを開始し、その後に発生した問題点や病棟からの要望に対応し、随時見直しを行いました。見直し回数は13回にも及び、ようやく実際の業務と文書が結びつき、目標立案から約3カ月後に運用を開始できました。

まず、共同活動を行っている病棟から開始し、職員へ業務の聞き取りを行いながら、問題がないことを確認し、徐々に他病棟へ水平展開していきました。この水平展開を行う際も「与薬業務手順書」を教育資料として活用し、職員への周知に役立てました。その年の12月には全病棟への展開が完了し、標準化につながりました。取り組みの結果、持参薬関連のインシデントは前年度比50%の削減に至り、より安全な持参薬管理が可能になりました。

## ● 内部監査と文書管理

　また、当院では年1回、内部監査を実施しています。内部監査の進め方としては、まず、推進事務局から各部署へ問題点の洗い出しを依頼するとともに、他部署の問題点も提出してもらいます。その内容は、主に部署をまたぐ業務に重点を置き、責任の所在がはっきりしない業務の指摘や、負担になっている業務の分散を希望するものなど、さまざまです。そのなかから、速やかに対応しなければならない事例を選別し、内部監査を行っています。

### 除細動器のテスト手順の統一

　内部監査で現場視察を行ったところ、病棟にある除細動器の放電テストの方法が、看護部と臨床工学科で異なっていることが明らかになりました。また、両部門で同じ内容の放電テストを実施していたため、業務の簡素化が図れるよう、両部門で行う必要性を検討したい、という問題提起がありました。看護部には「除細動器使用規定」、臨床工学科には「除細動器定期点検手順書」が存在していました。

　このときの内部監査の流れを列記します。
①現場で実際に行う放電テストと、文書（手順書およびPFC）に記載された業務との差異がないかを、現場で実際の放電テストに立ち会いながら確認
②差異について関係者（監査員と看護部、臨床工学科）で話し合う
　ア．文書を実際の業務に合わせて変更する　→文書の変更
　イ．実際の業務に問題がある　→文書通りに業務ができるように教育

　この事例の場合は、臨床工学科が機器説明書を参考に週1回の放電テストを実施することとなり、帳票で使用していた「日常点検記録用紙」を改訂するきっかけになりました。また、看護部による病棟での放電テストは行わないこととし、最終的に、臨床工学科が管理している「除細動器定期点検手順書」を看護部との共通文書（二次文書）として残し、業務の簡素化にもつながりました。

# 5-3 継続的改善についてチェックしよう

## ①文書の分割や統廃合は進んでいますか？

☐ はい　→素晴らしいです！　とはいえ、文書を分割したり統廃合することが目的ではありません。さまざまな改善活動と融合して文書の分割や統廃合を進めていきましょう。また、統廃合の状況を院内に周知することで、職員のモチベーションにもつながると思います。

☐ いいえ→文書の分割や統廃合が進んでいない原因は何でしょうか。いきなりすべての文書を分割・統廃合することは難しいので、事例を参考に、自病院での方法を検討してみましょう。また、さまざまな改善活動とリンクさせながら文書の分割や統廃合をする、という方法もあります。

## ②文書の見直しに部門による差はありませんか？

☐ わからない→一元管理に問題があると思われます。文書管理推進事務局が改訂履歴を管理しておく必要があります。一元管理について再考してみましょう。

☐ ない　　→全部門の見直しが進んでいることで差がないのか、それとも見直しが進んでいないことで差がないのかによって、対策が異なります。前者であれば問題はありませんが、後者の場合、見直しの方法を院内全体で検討する必要があります。事例を参考に検討してみましょう。

☐ ある　　→見直しが進んでいない部門とディスカッションする必要があります。なぜ進んでいないのか、どうしたら進めることができるのか、コミュニケーションをしっかり取って進めていきましょう。

### ③さまざまな改善活動に文書が活用されていますか？

□はい　→素晴らしいことです。つけ加えるとすれば、文書管理推進事務局の人材育成です。事務局の人員が変わることで文書管理がストップすることがあります。推進担当者や推進事務局の人材育成をして、組織として文書管理が根付くように心がけましょう。

□いいえ→いきなりすべての改善活動と文書管理をリンクさせることは難しいと思います。とはいえ、リンクさせて取り組みやすい活動はあるはずです。職員に根付かせるには、いろいろ苦労もあると思いますが、地道に伝え続けることを心がけましょう。

## 資料　業務分類一覧表

| 大項目 | 中項目 | 小項目 | | 定義内容 | 該当する文書の例 |
|---|---|---|---|---|---|
| 経営フレームワーク管理 | 質経営戦略立案 | | | 組織を取り巻く環境やその組織の特質、強みに基づき、長期的・短期的な視点から質を中心とした経営戦略を立案するための仕組み | 事業計画規定、病院幹部会議運営規程 |
| | 質マネジメントシステムの企画 | | | 組織の経営戦略の達成に必要であるべき質マネジメントシステム像の実現のために具体的に設計するための仕組み | 年間予算書、品質方針 |
| | 質マネジメントシステムの設計 | | | あるべき経営戦略の達成のためのあるべき質マネジメントシステム像となる品質保証体系を具体的に(再)設計するための仕組み | QMS運用規定、品質保証体系図 |
| | 質マネジメントシステムの実装と運用 | | | 設計された質マネジメントシステムを効果的、効率的に運営していくための組織体制を設計し、そのための仕組み | 業務分掌規定、組織図 |
| | 方針管理 | | | 組織の経営方針・目標を部門・個人レベルまで展開し、その達成状況を定期的に監視し、問題があれば適切な対策を施す一連の仕組み | 方針管理規定、部門目標実行計画書、目標進捗管理表 |
| | 質マネジメントシステムの改善 | 内部監査 | | 定められた業務手順どおりに実施・運営されているかをチェックし、是正処置の必要性を判断するための仕組み | 内部監査規定、チェックリスト、是正処置報告書 |
| | | 有効性レビュー | | 組織全体の運営状況に基づき、現在のQMSに対して、C、D などすべてを含めた総合的な観点から QMS の改善の必要性を判断するための仕組み | マネジメントレビュー規定、マネジメントレビュー報告書 |
| | 質マネジメントシステムの革新 | 戦略的レビュー | | 組織全体の運営状況及び外部環境の変化を取り巻く外部環境の変化を踏まえ、現行のQMSの革新の必要性を判断するための仕組み | 経営企画会議運営規定、戦略的のマネジメントレビュー規定 |
| | | 自己評価 | | 組織のあるべき QMS像と現行のQMSのギャップの有無を定期的に評価し、必要に応じてギャップを埋めるためにQMSの革新を行う仕組み | 自己評価運営規定、評価シート |
| 診療プロセス管理 | 患者ID情報登録管理 | | | 初回来院した患者を確実に識別できるようにするために、患者ID情報を適切に登録、保管、運用するためのプロセス | 患者マスター登録、患者ID二重登録への対応手順 |
| | 入退院管理 | 来院予約確定・変更管理 | | 次回の来院予約を管理するためのプロセス。その変更を適切に実施し、適用すべき診療プロセスフローを確認するためのプロセス | 予約・変更手順、診療・検査予約票、診察予約票 |
| | | 受付管理 | | 日々来院する患者が継であるかを識別し、適用すべき診療プロセスフローを受け取るためのプロセス | 来院患者受付手順、総合受付対応マニュアル |
| | | 会計 | | 提供された治療に対する請求の各種書類を準備、発行、引き渡しできるようにするためのプロセス | 会計業務手順書、診療明細書、外来収受金管理手順書 |
| | | 各種証明書／診断書／院外処方箋発行 | | 患者の要望に合わせて必要な各種書類を準備、発行、引き渡しできるようにするためのプロセス | 院内処方せん運用、通院証明書、医師意見書 |
| | | 患者サマリー作成 | | 退院に関する退院サマリー、看護サマリーなどの患者サマリーを適切に記入するためのプロセス | 退院サマリーマニュアル、サマリー管理業務マニュアル、退院サマリー作成感想リスト |
| | 適用すべき診療プロセスフローの選択・切り替え | 診療プロセスフローの選択・切り替え管理 | | 退院した患者の治療過程及び患者の要望に合わせて、最も適した診療プロセスフローを選択、または円滑な変更を行うためのプロセス | 外来面談後、総合診療科マニュアル |
| | | 診療科の選択・切り替え管理 | | 患者の治療過程及び患者の要望に合わせて、最も適した診療科を選択、または円滑な変更(一時的な変更を含む)を行うためのプロセス | 他診療科受診マニュアル、他科コンサル依頼、転科・連絡依頼書 |
| | 診療プロセスフロー管理 | 入院診療プロセスフロー | | 入院の形態によって、患者状態を適切に実施される一連の診療プロセス | 入院診療業務マニュアル、各診療科マニュアル、外来診療1号様式 |
| | | 一般外来診療プロセスフロー | | 外来の形態によって、患者状態の回復・維持・実施される一連の診療プロセス | 外来診療業務マニュアル、各診療科マニュアル、外来診療PFC |
| | | 専門特化外来診療プロセスフロー | | 外来の形態によって、特定の疾患または症状を専門に特化した治療の回復・維持のための診療プロセス | 外来化学療法PFC、睡眠時無呼吸症候群外来PFC、紫斑外来PFC |
| | | 救急診療プロセスフロー | | 通常の開院時間外、及び救急車によって搬送されてきた患者に対して、患者状態の回復・維持のための診療プロセス | 救急外来手順書、救急外来物品点検表、救急車対応の流れ・平日日中 |
| | | 健診・人間ドックプロセスフロー | | 患者の健康状態を精査し、体の異常や病気を早期発見するために実施される一連の診療プロセス | 外来健診業務、職員健診PFC、健康健診記録紙 |
| | | 在宅医療プロセスフロー | | 在宅の形態によって、患者状態の回復・維持・実施される一連の診療プロセス | 訪問看護マニュアル、訪問看護申込書 |
| | | 説明と同意 | | 治療の方針や結果を患者・家族に説明し、同意を得るために実施される一連の診療プロセス | 説明と同意の指針と作成手順、麻酔説明同意書、手術についての説明書 |
| | 検査ユニット管理 | 検体検査 | | 患者から採取した検体も用いて、患者状態を測定するための検査ユニットプロセス | 外来検体採取サブPFC、検体検査指示受け・提出手順書、採血手順 |
| | | 生理機能検査 | | 直接患者に接し、生体内から発生する微弱な電信号等を読み込み解析することで、患者状態を測定する検査ユニットプロセス | 超音波検査実施手順書、心電図検査実施手順、心エコー検査操作マニュアル |
| | | 病理検査 | | 患者または検査の目的で採取された臓器、組織、細胞などを顕微鏡下で検査し、患者状態を測定する検査ユニットプロセス | 病理検査依頼手順、組織標本作製手順、病理ホルマリン処理マニュアル |
| | | 内視鏡検査 | | 内視鏡といわれる超小型カメラを体内に挿入し、食道、胃、十二指腸や大腸の内部を観察することで、患者状態を測定する検査ユニットプロセス | 上部内視鏡検査実施手順書、下部内視鏡検査実施手順 |
| | | 放射線検査 | | 放射線を用いて対象部位を画像にすることで、患者状態の測定を行う検査ユニットプロセス | CT撮影マニュアル、MRI撮影手順、X線一般撮影手順 |

| 大分類 | 中分類 | 小分類 | プロセス説明 | 関連文書・記録 |
|---|---|---|---|---|
| | 治療ユニット | 各診療科固有の検査 | 各診療科の治療だけに必要な固有の検査ユニットプロセス | 視力・眼圧測定手順、乳癌前検査マニュアル、標準失語症検査 |
| | | 内服・外用 | 口から飲む薬剤に必要な薬剤等を注入などをする治療ユニットプロセス | 内服 PFC、調剤業務手順書、持参薬マニュアル |
| | | 注射・点滴 | 患者の体に針を挿入することで、治療に必要な薬剤などを注入する治療ユニットプロセス | 外来注射サブ PFC、皮下注射手順、注射処方箋 |
| | | 栄養 | 患者の栄養状態の維持・改善のための栄養計画を立案し、実施するための治療ユニットプロセス | 栄養管理手順 PFC、NST 運営規定、配膳 PFC、食膳等 |
| | | 手術 | 患者の臓器等を直接的に取り除くために実施される治療ユニットプロセス | 日帰り手術業務 PFC、手術前チェックリスト、前立腺全摘出術 |
| | | 輸血 | 血液あるいは血液の成分を体内に注入する治療ユニットプロセス | 輸血業務マニュアル、輸血時のバイタルサイン/機器取扱いチェック手順、輸血伝票 |
| | | 血液浄化 | 血液中の不純物を取り除くために実施する治療ユニットプロセス | 透析業務 PFC、透析時の浸出液剤取扱いマニュアル、透析室感染対策マニュアル |
| | | 放射線治療 | 放射線を患者に照射することで、患部の細胞死を起こし、除去する治療ユニットプロセス | 放射線治療 PFC、放射線治療初診時 (一般) チェック表、放射線治療経過表 |
| | | リハビリ | 放射線の社会的な復帰及び日常生活に必要な身体的能力を自身にする訓練によって実施される治療ユニットプロセス | 外来リハ PFC、入院リハ PFC、リハ依頼書、リハビリ依頼書、カンファレンス運用規定 |
| | | 処置 | 専門領域ごとに必要となる個々の医療処置を実施する治療ユニットプロセス | 気管内挿管、胸腔ドレナージ、口腔ケア、腹腔穿刺 |
| | 指導・相談ユニット | 薬剤指導 | 患者・家族に対して薬剤の管理、保管等が適切に行われるようにするための指導・相談ユニットプロセス | 薬剤管理指導サブ PFC、薬剤管理指導 PFC、服薬チェックリスト、服薬管理剤 |
| | | リハビリテーション指導 | 退院後における患者状態、居住環境、家族等の介護力を踏まえて、リハビリテーションの観点から、必要な指導を患者・家族に対して実施される指導・相談ユニットプロセス | 退院時リハビリテーション指導 PFC |
| | | 栄養・食事指導 | 治療状態の維持・向上に必要な指導を実施されるために患者となる家族に対する指導・相談ユニットプロセス | 栄養指導実施手順、栄養相談問診票、退院後の食事の進め方 |
| | | 心理的ケア | 治療における患者・家族の不安や苛立ちを軽減、または任意に実施するための指導、相談 ユニットプロセス | ストレスケア医療福祉相談業務マニュアル、臨床心理 PFC、緩和ケアマニュアル |
| | 観察・測定 | | 病棟での患者の状態の定時的な観察及び測定によって、確かめるために実施される診療ユニットプロセス | 血圧測定、バイタルサインの測定、体温、脈拍、呼吸の測定 |
| | 看護ケア | | 入院計画における療養環境の調整や日常生活支援のためのカンファレンス等による複数の専門職による実施プロセス | 入浴介助、食事介助、安楽な体位と保持、体位変換、患者の抑制法 |
| | テクニカルレビュー | | 治療計画及び結果の妥当性に関して、カンファレンス等による複数の知識を有した専門職が行う診療ユニットプロセス | 合同カンファレンス手順書、カンファレンス対象患者リスト |
| | 救命即時対応管理 | | 患者状態が想定外の範囲から大きく逸脱し、命に関わる重大な事態の発生時に救命を迅速かつ適切に行う診療ユニットプロセス | 急変時対応手順、AED 実施手順 |
| 支援プロセス管理 | 組織の人々の管理 | 職員採用管理 | 組織にとって必要な人材および数を把握し、それを確保し、維持するための仕組み | 職員採用マニュアル、採用判定通知書、入職承諾書 |
| | | 職員の力量管理 | 各業務のために必要な職員の力量を把握し、維持及び向上を行うための仕組み | 教育・訓練規定、力量評価シート、教育訓練計画 |
| | | モチベーション管理 | 職員が満足して働くためのモチベーションを向上し及び維持するための仕組み | 従業員満足度調査規定、離職率調査、職員面接調査、アップケア支援 |
| | パートナーとの協業の管理 | 外部コミュニケーション管理 | 担当業務を実施し、組織内の活動や、組織が働くモチベーションを向上し及び維持するための仕組み | 広報業務手順書、ホームページ作成・更新マニュアル |
| | | 地域住民への情報開示管理 | 組織の透明性を確保し説明責任を果たすために、自組織の経営や診療に関わる様々な情報を、地域住民に開示していく仕組み | 業務との連絡会議マニュアル、地域医療連携会議 |
| | | パートナーとの情報共有管理 | 医療材料や薬剤の購入先、医療業務の業務委託先、医療材料のために必要な情報を適切に共有化する仕組み | 医療連携病院との紹介手順、健診と診療データの連携管理規程 |
| | 機能連携管理 | 健診・医療連携管理 | 健診にて治療が必要と判断された患者が、その後に治療に確実かつ迅速に受診することが可能となる、自組織間の役割分担を明確にする仕組み | 地域医療支援病院関連業務手順、他院との情報提供、病院間携帯電話手順、紹介状 |
| | | 医療・医療連携管理 | 他の組織への患者の転院、および円滑な転院をより適切に実施するため、自組織間の役割分担を明確にする仕組み | 退院時共同指導、介護支援連携指導手順、介護連携訪問看護ケアマネ依頼 PFC |
| | | 医療・介護連携管理 | 組織から介護施設へ患者を送り出す仕組みを明確にし、相互連携を管理する仕組み | 退院時共同指導、介護支援連携指導手順、介護連携訪問看護ケアマネ依頼 PFC |
| | 購買管理 | 機器・器具の購買管理 | 医療機器及び器具などを外部パートナーから購入から受入までを適切に管理するための仕組み | 医療機器購入 PFC、検収チェックリスト |
| | | 医療材料の購買管理 | 医療材料等を外部パートナーから購入から受入までを適切に管理するための仕組み | 診療材料の採用等に関する細則、医療材料購入手順 |
| | | 薬剤の購買管理 | 薬剤 (麻薬を含む) を外部パートナーから購入から受入までを適切に管理するための仕組み | 薬事運営委員会規定、医薬品購入契約書 |
| | | 輸血用血液の購買管理 | 輸血用血液を外部パートナーから購入から受入までを適切に管理するための仕組み | 輸血用血液製剤申込み及び受領手続き、血液製剤発注台帳 |
| | | 物品の購買管理 | 物品 (事務用品を含む) を外部パートナーから購入から受入までを適切に管理するための仕組み | 物品発注手順、発注依頼書 |
| | | 図書の購買管理 | 図書を外部パートナーから購入から受入までを適切に管理するための仕組み | 図書購入依頼サブ PFC、医学文献複写・文献取り寄せ申込書 |
| | 外注・委託業務管理 | 検査委託管理 | 検査業務を外部パートナーに委託する際に、当該委託業務の適切なアウトプットを得るための仕組み | 外部委託検査サブ PFC、業務委託契約書 (書式)、業者選定基準 |
| | | 調理委託管理 | 調理業務を外部パートナーに委託する際に、当該委託業務の適切なアウトプットを得るための仕組み | 外部委託調理サブ PFC、業務委託契約書 (書式)、業者選定基準 |

(資料) 業務分類一覧表　つづき

| 大項目 | 中項目 | 小項目 | 定義内容 | 該当する文書の例 |
|---|---|---|---|---|
| 支援プロセス管理 | パートナーとの協業管理 | 外注・委託業務管理 | 医事・受付業務を外部パートナーに委託する際に、当該委託業務の適切なアウトプットを得るための管理の仕組み | 外部委託医事サブPFC、業務委託契約書（書式）、業者選定基準 |
| | | 清掃委託管理 | 清掃業務を外部パートナーに委託する際に、当該委託業務の適切なアウトプットを得るための管理の仕組み | 院内清掃業務契約手順、業務委託契約書（書式）、業者選定基準 |
| | | 警備委託管理 | 警備業務を外部パートナーに委託する際に、当該委託業務の適切なアウトプットを得るための管理の仕組み | 夜間警備契約手順、業務委託契約書（書式）、業者選定基準 |
| | | 専門職員派遣管理 | 診療プロセスに必要な、医師をはじめとして専門職の方を大学病院などの外部パートナーから確保するための仕組み | 非常勤医師手配マニュアル、非常勤医師依頼書 |
| | 組織知の管理 | 診療技術標準の開発・管理 | 臨床技術の開発、及びそれらに関わる知識の保存とともに、組織全体での共有化と再利用を管理・促進するための仕組み | クリニカルパス作成・管理委員会規定、パス作成手順書、バリアンス分析手順 |
| | | 業務運用標準管理 | 組織内で標準化された、業務遂行上に関わる知識及び組織全体としての業務上の実施記録を適切に取り、保管・共有化と再利用を管理・促進するための仕組み | 文書管理規定、文書の標準様式、文書体系一覧 |
| | 記録の管理 | 診療録管理 | 診療録の適切な記載、保管、開示等を判断しつつ、法律で定められている以外の業務上の実施記録を適切に取り、保管、開示等を行うための仕組み | 診療録（カルテ）管理規定、記載項目、看護日誌 |
| | | 業務認証録管理 | 組織独自が必要だと判断して、開示等の個人情報の適切な記載、保管、廃棄、開示等を行うための仕組み | 指示箋管理規定、品質記録管理規定 |
| | 患者情報管理 | | 患者独自の個人情報の適切な記録、保管、廃棄、開示等を行うための仕組み | 診療録開示請求対応マニュアル、開示請求書 |
| インフラストラクチャーの管理 | 設備／機器の管理 | 施設管理 | 組織が有する施設を常に最適な状態で稼働するために必要な管理の仕組み | 設備環境管理、設備メンテナンス手順 |
| | | 一般設備／機器管理 | 組織が有する一般設備／機器を常に最適な状態で稼働するために必要な管理の仕組み | 仮眠室使用基準、待合室予約手順、シャトルバス運行マニュアル |
| | | 医療設備／機器管理 | 組織が有する医療設備／機器を常に最適な状態で稼働するために必要な管理の仕組み | 医療機器安全管理規定、日常点検チェックリスト、修理・交換手順 |
| | | 医療器具管理 | 組織が有する検体等の処理方法、保管を常に使用可能な状態に維持、保全するための仕組み | 松葉杖貸出マニュアル、血圧計、装具管理規定 |
| | | ユーティリティ管理 | 水、電気、ガス等、各種物品の配置 | 水質管理基準、院内空調運用管理規定 |
| | 材料／物品の管理 | 医療材料管理 | 院内における医療材料の配置、保管、物流を適切に管理するための仕組み | 医療材料保管管理規定 |
| | | 薬剤管理 | 院内における薬剤（麻薬含む）の配置、保管、物流を適切に管理するための仕組み | 危険薬保管管理手順書、中材減菌物収納場所管理規定 |
| | | 輸血用血液管理 | 院内における輸血用血液の処理方法、保管、物流を適切に管理するための仕組み | 輸血用血液製剤管理規定、保冷庫・恒温槽管理表 |
| | | 検体管理 | 院内における検体の処理方法、保管、物流を適切に管理するための仕組み | 検体保存規定、血液台帳 |
| | | 物品管理 | 院内における各種物品の配置、保管、物流を適切に管理するための仕組み | 看護部物品管理規定、内視鏡室用内視鏡管理運用規定、診察室物品一覧、内視鏡室運用管理規定リスト |
| 業務環境の管理 | 医療廃棄物管理 | | 治療プロセスを通じて出てくる感染廃棄物等、処理するための仕組み | 廃棄物管理規定 |
| | 療養・作業環境の管理 | 院内感染防止管理 | 感染症を引き起こす病原微生物が患者の人体に侵入しないよう、組織的に予防対策や発生時の対応方法を企画し、実施するための仕組み | 感染対策指針、検査科医療廃棄物管理手順書、SARS対応手順、ペット作成手順 |
| | | 清掃管理 | 患者の療養環境を常に清潔に保つために行われる清掃を適切に実施できるような作業環境を企画・構築、維持、改善するための仕組み | 寝衣交換手順、シーツ交換手順、作業環境測定方法 |
| | | 作業環境管理 | 病院スタッフが業務を常に効率的な治療を患者に行うための仕組み | 作業環境管理規定、作業環境測定手帳 |
| | 病床管理 | 病床利用状況管理 | 組織が利用しているベッドの利用の適切な一元管理を実施するための仕組み | 空床照会手順、病棟看護サブPFC、転棟サブPFC、栄養管理情報提供シート |
| | | 受入・転出・転棟管理 | 患者の受入、転棟、転床、転棟の適切な実施に必要な情報伝達を関係職員に伝達するための仕組み | 退院調整マニュアル、病棟看護サブPFC、転棟サブPFC |
| | 内部コミュニケーション・プロセス管理 | | 会議体・会合等の運用目的を達成、会議体・会合等の効果的な実施プロセスを活用し行うための仕組み | 院内会議運営管理規定、院内会議体管理リスト |
| | 情報システム管理 | | 院内情報システムの運用、運営を効果的に行うための仕組み | 電子カルテ院内運用管理規定、院内イントラネット運用管理規定、障害対応マニュアル |
| 財務基盤の管理 | 投資管理 | | 組織目的達成のための資金配分を中・長期的な観点から決定し、リターンを定常的に監視・測定し、必要に応じた適切な処置を実施するための仕組み | 設備投資計画、投資判断基準、投資判断会議運営管理規定 |
| | 資金調達管理 | | 組織の目的達成に必要となる資金を効率的に調達するための仕組み | 資金調達計画書 |
| | 収益管理 | | 組織の毎年の目標収益を予算編成し、実績を定常的にモニタリングし、必要に応じて適切な対策を実施するための仕組み | 予算管理手順、医療収支分析、実績報告管理規定 |
| 支援体制の管理 | 給食管理 | 食材調達管理 | 入院患者に提供される給食に必要な食事を確実に調達するための仕組み | 食材発注手順、食品出納表 |
| | | 調理管理 | 組織の目的に応じて提供される食事を患者へ間違えなく調達するための仕組み | 調理管理手順、食事、献立予定表、衛生管理マニュアル |
| | | 配膳・下膳管理 | 調理された食事を患者に配膳、効率的に実施するための仕組み | 配膳・下膳手順、患者確認手順 |
| | | 食器洗浄管理 | 食事の際に使用した食器類を洗浄し、清潔に保つための仕組み | 食器洗浄業務PFC、感染リスクのある食器の洗浄手順書 |

| | | | | |
|---|---|---|---|---|
| 患者の識別／搬送管理 | | 患者識別管理 | 治療プロセスを提供する対象患者及びその状態を間違えなく識別する仕組み | 患者確認手順書、ネームバンド使用手順 |
| | | 患者搬送管理 | 治療プロセス提供で必要となる患者の搬送及びその状態を確実かつ効率的に実施できるようにするための仕組み | 患者の移動と移送連絡マニュアル、病棟・リハビリ室間搬送業務手順書、リハビリ搬送予定表 |
| | 緊急対応管理 | 災害緊急対応支援管理 | 災害発生時における協力・支援レベル、組織全体での緊急診療支援体制を迅速に立ち上げ、運用できるようにするための仕組み | 災害対策本部立ち上げ手順、職員参集のルール |
| | | 災害被害事故対応管理 | 大規模災害の被害を最小限に抑え、発生時には迅速かつ適切な対応をできるようにするための仕組み | 検査科災害マニュアル、災害時チェックリスト、初動対応手順 |
| | | 医療事故への対応管理 | 自組織で発生した医療事故に対して、当事者及び公衆・マスコミに対して迅速かつ適切な対応するための仕組み | 重大医療事故発生時の対応マニュアル、医療事故・紛争対応ガイドライン |
| プロセスの監視・測定及び即時修正対応管理 | 診療プロセスの監視 | | 診療プロセスの運用時状況を監視、管理するための仕組み | 診療プロセスの監視・測定規定 |
| | 診療プロセスの監視の定期及び即時修正対応の管理 | 診療プロセスの管理指標データ管理 | 監視測定された、診療プロセスの各観点に関するQ、C、Dなどの管理指標に関するデータを適切に保管するための仕組み | 診療プロセスの管理指標データ管理規定 |
| | | 診療プロセスの即時修正対応管理 | 監視状態が計画範囲内に収まるよう、当該患者に対して実施される迅速かつ適切な対応の修正対応ができる仕組み | リハビリ中止時・状態悪化時・経過観察時の対応、輪血副作用報告書、血管漏出時の対応 |
| | 支援プロセスの監視 | | 支援プロセスの運用時状況を監視するための仕組み | 支援プロセスの監視・測定規定 |
| | 支援プロセスの監視の定期及び即時修正対応の管理 | 支援プロセスの管理指標データ管理 | 監視測定された、支援プロセスの各観点に関するQ、C、Dなどの管理指標に関するデータを適切に管理するための仕組み | 支援プロセスの管理指標データ管理規定 |
| | | 支援プロセスの即時修正対応の管理 | 各リソースを使用可能状況にするために、当該リソースに対する修正と同時に、不適合リソースの誤使用される等の対応が適切かつ迅速に実施されるための仕組み | 医療機器故障対応手順、緊急手配ების마ニュアル、外部事業との取引に係わる事故合等発生報告書 |
| 経営要素管理 | 医療事故防止管理 | | 本来実施すべき治療目的とは大きく異なる医療行為を意図せずに実施してしまったことによって、患者に被害を与える事態の発生を防止するための仕組み | インシデント・アクシデント発生時報告PFC、事故報告書、事故分析シート |
| | 患者満足度改善管理 | | 組織が実施した様々な組織活動に関する体験した患者・家族の組織に対する印象・満足度を評価し、改善を実施するための仕組み | 苦情容易改善委員会規定、満足度調査委員会規定、感謝・苦情・要望・相談記録表 |
| | 臨床効果・成績改善管理 | | 臨床的な観点から、治療効果を評価し、その効果の維持、改善に必要な対策を実施するための仕組み | 診療成果評価規定、症例カンファレンス開催規定、院内診療ガイドライン作成・更新マニュアル |
| | 原価企画／管理会計管理 | | 安当な目標原価を設定し、その達成のために診療プロセスのものを見直するための仕組み | 原価管理委員会運営規定、標準原価計算規定 |
| | 予実差管理 | | 目標原価に対する実績を常時に監視し、問題があれば必要な対策を検討・実施・報告するための仕組み | 実績原価計算管理規定、実績原価計算算チェックシート |
| | 原価集計・報告管理 | | 原価を達成する一連の組織活動において使用したリソースを迅速に計算、分析、報告するための仕組み | 実績原価計算管理規定、実績原価計算規定 |
| | 受診待機時間管理 | | 患者が必要な診療・治療などの実際診療、及び個々の治療ユニットでの治療プロセスの経過時間をどれだけ迅速に受けられたかの経過時間を把握し、問題があれば必要な対策を実施するための仕組み | 待ち時間削減委員会運営規定、待ち時間調査シート、待ち時間削減に関わる患者クレーム対応規定 |
| | 正味診療時間管理 | | 患者の全在院時間に占める実診療・治療合計時間を把握し、問題があれば適切に実施、定期的に比較評価するための仕組み | |
| | 在院時間管理 | | 患者の在院日数を収集、評価し、問題があれば必要な対策を収集、評価を実施するための仕組み | 在院平均日数収集報告書（月報） |
| | 診療可能患者数管理 | | 組織の診療推移日毎集計、予測に実績を比較評価するための仕組み | 在院診療受入日数収計件数報告書、救急受入れ件数報告書、日報統計業務 |
| 「職員安全」の総合的管理 | 職員労働安全・衛生管理 | | 職員の業務実施時の安全を脅かす恐れのある事態の発生を抑制し、事態発生時には迅速かつ適切な対応を行えるようにするための仕組み | 安全衛生管理規定、健康委員会規定、メンタルヘルス対応マニュアル、救急への対応 |
| 「環境」の総合的管理 | 環境保全管理 | | 組織が行う一連の組織活動が地球環境に及ぼす影響を適切に公表できているかを評価し、問題があれば必要な対策を実施するための仕組み | CO2低減等の低減に向けた環境保全運用管理規定、院内禁煙対策マニュアル（書式） |
| | 環境情報開示管理 | | 自組織の組織活動が地球環境に及ぼす影響を適切に公表できているかを評価し、問題があれば必要な対策を実施 | CSR要綱、環境報告公開規定、環境報全報告書 |
| 「社会的責任」の総合的管理 | 説明責任への対応管理 | | 地域住民、パートナーなどのステークホルダーに対する自組織の活動及びその結果の報告状況を評価し、問題があれば必要な対策を実施 | 地域貢献活動管理規定、病院・診療科管理規定 |
| | 地域貢献への対応管理 | | 自組織の活動が地域社会のニーズに要件、問題があれば必要な対策を実施 | 地域貢献活動管理規定、地域市民向け講演会、病院ボランティア委員会規定 |
| | コンプライアンス順守管理 | | 自組織の活動が法律や倫理規範に則った規律・倫理に則して、問題があれば必要な対策を実施しその危険性を把握するための仕組み | 関連法規、条例等管理台帳、病院倫理規則、患者様の個人情報の保護に関する院内規則 |

# ステップ2-3　理解度テスト：体系管理編　解答例と解説

《解答例》

| 文書名 | 主管部門／委員会 | 関連部門／委員会 | 管理レベル | 文書タイプ | 業務分類 |
|---|---|---|---|---|---|
| 就業規則 | 人事課 | 全部門 | 一次 | 規定・基準 | 経営フレームワーク管理-質マネジメントシステムの実装と運用-組織体制の設計 |
| 入院診療PFC | 診療体制委員会もしくはTQM室など | 医局、看護部、薬剤部、など | 二次 | PFC | 診療プロセス管理-診療プロセスフロー管理-入院診療プロセスフロー |
| 採血手順 | 臨床検査部 | 医局、看護部 | 二次 | 手順・マニュアル | 診療プロセス管理-診療ユニットプロセス管理-検査ユニット-検体検査 |
| 外来問診票 | 外来診療体制委員会 | 医局、看護部 | 二次 | 帳票 | 診療プロセス管理-適用すべき診療プロセスの選択・切り替え管理-診療科の選択・切り替え管理 |
| 配薬手順 | 看護部 | （二次の場合）医局や薬剤部 | 二次もしくは三次 | 手順・マニュアル | 診療プロセス管理-診療ユニットプロセス管理-治療ユニット-内服・外用 |
| 医療事故防止マニュアル | 医療安全管理委員会 | 全部門 | 一次 | 規定・基準 | 経営フレームワーク管理-質マネジメントシステムの実装と運用-組織体制の設計 |

《解説》

### 就業規則

就業規則は、病院での勤務体制等を定めている規則です。主管する部門は病院によって異なるかもしれませんが、人事管理を行う部門を想定し、ここでは人事課としました。自病院で人事管理をしている部門を主管部門にしていただいたら結構です。

全部門が関連するので、管理レベルは「一次」となります。文書タイプは、第2章を読んでいただいた方には「規定・基準」になることが理解できると思います。業務分類は、病院の勤務体制を定めている規則であることから、「経営フレームワーク管理—質マネジメントシステムの実装と運用—組織体制の設計」になります。

### 入院診療PFC

解答例では、入院診療PFCについて、患者さんが入院受付するところから退院するまでの流れを描いた文書を想定しています。この場合、ほぼ全部門がかかわると思いますが、人事部門や総務部門はこの業務にかかわらないとすれば、管理レベルは「二次」になるでしょう。関連部門／委員会は、入院診療に関連する部門や委員会はすべて入ると思います。

文書タイプは、「PFC」で問題ないでしょう。業務分類は、入院診療の流れを管理する、という機能を果たしている文書ですから、「診療プロセス管理—診療プロセスフロー管理—入院診療プロセスフロー」になります。

この問題で一番悩むのは、主管です。病院で入院診療の流れを管理している、という発想を持ったことがあまりないかもしれません。診療体制を検討している委員会があるのであれば、その委員会を主管としたらよいと思います。院内全体のマネジメン

トをしている部門（TQM室）や委員会があるのであれば、そこでもよいでしょう。この類のPFCはほぼ院内全体にかかわる業務ですから、文書管理事務局が主管になっておく、というのも文書管理の運用を考えるとベターなやり方かもしれません。

### 採血手順

　この文書名を見たとき、職種によりイメージする文書の中身は異なるかもしれません。看護師であれば、病棟もしくは外来部門で採血し、検体を提出するまでの流れを想定しているかもしれません。臨床検査技師の場合は、スピッツを作成し、採血し、検体検査をし、結果を提出するところまで想定されているかもしれません。つまり、この文書名ではどのような業務を表現しているのかわかりにくいのです。

　したがって、自施設での文書の中身をみて、体系を対応づけてください。今回は後者（臨床検査技師からの視点）で解答例としています。

### 外来問診票

　外来問診票の文書名から、外来で統一した問診票を使用している、と想定されます。入院問診票が別にあるのかもしれません。診療科ごとに問診票が異なるのであれば、管理方法は異なってくるので、主管や関連部門も異なってきます。今回は外来で統一された問診票を使用している、と想定して対応づけています。

　業務分類については、適切な診療科を選択し、既往歴などを確認するために使用する帳票であるため、「診療プロセス管理―適用すべき診療プロセスの選択・切り替え管理―診療科の選択・切り替え管理」になります。

### 配薬手順

　文書名を見てどのような文書なのか想像できましたか？　看護部のマニュアル担当の委員会が作成し、看護部全体でコンセンサスを得ている、病棟での配薬のやり方が書かれた文書と想定しました。病院では、「〇階病棟配薬手順」、「△病棟配薬手順」をそれぞれ持っている、というパターンもあるかもしれません。

　看護部だけで作成している場合、管理レベルは「三次」、薬剤部や医師と相談して作成している場合は「二次」になります。この判断は、内容を見ないとわかりません。

### 医療事故防止マニュアル

　この文書には、文書管理上危険なことが多々あります。まず、「マニュアル」と書かれていますが、病院として医療事故を防止するための方針や基準が書かれている場合が多いのです。したがって、文書タイプとしては「規定・基準」になります。

　次に、ここにどのような内容が書かれているかですが、方針や基準だけでなく、インシデントレポートの書き方や、患者誤認を防止するための患者確認のやり方が書かれていることもよくあります。医療事故を防止するための組織体制について書かれているのであれば、業務分類は、「経営フレームワーク管理―質マネジメントシステムの実装と運用―組織体制の設計」になります。一方、インシデントレポートの書き方が書かれている文書であれば、業務分類は「経営要素管理―「アウトプットの質」の総合的管理―医療事故防止管理」になるでしょう。

　患者誤認を防止するための患者確認のやり方を、このマニュアルに書くことはやめておいたほうがよいです。基本的に、作業をする際に参考にするのが文書であり、事故を防止するためにあえて参照する文書は、ユーザー側から考えるとあり得ない形であるからです。このような文書は、それぞれの業務をする上で、網羅しておかなければならない事項であると考えてもらうべきでしょう。

# Index

■ あ行

アウトプット…22
一元管理…34-37、48、56、58、59、61-65、70、71、73、74、78、80、86、87、122、129、130、132、142、143、158、162、163、170、171、173
医療のための質マネジメント基礎講座…57、155
医療の質マネジメント…37
インシデント…12、15、16、18、55、62、153、170、171、174
イントラネット…59、101、126
インプット…22
引用…33、34、69、96、106、116-118、129、132、134、168
影響可能性文書…169
閲覧…36、38、58、59、62、63、71、74、75、83、102、107、122、127-129、142、143

■ か行

階層…29、34、44、74、127、143、146
ガイドライン…13、19
可視化…24、26、27、36、47、49、50、51、54、61、129、151、153、155
管理指標…25、26
管理レベル…29、35、55、64、65、71、106、116、132、145、156
関連部門…31、71、108、110、132、145
関連文書…25、26、69、106、129、166、168、169
教育…80、116、117、140、144-146、148、150-154、159
業務分類…32、35、36、55、59、71、86-89、96、107、113-116、128、129、132、134、159、160、163、169、173
共有フォルダ…34、67、101、125、163

■ さ行

作成者…37、61、106
質マネジメントシステム…22
周知…15、16、28、34、35、63、66、71、77、83、96、122、129、130-132、158、168、170
主管…31、35、36、71、96、98、102、106、110、113、114、119、132、134、135、143、145、162
承認…16、28、35、37、38、55、59、62-64、66、71、72、74、86、87、90、122、125、131-133、158、160、170
推進事務局…47、51、52、61-64、66-69、77、78、80、82、83、85、87、89、90、98、110
組織図…86-92、95、99、132、159
組織マスタ…132、133

■ た行

体系管理…35-37、48、56、58、61、64、65、70、71、73、74、103、113、142、163、170、171
帳票…30、33、66、68、69、71、116-118、129、151、166-168、175
手順書…23、30、32-34、55、62、112、115、116、146、168、173-175
統廃合…85、89、148、162-164、170、172

■ な行

内部監査…20、49、55、57、62、63、84、

85、151、153、170-173、175

■は行

廃棄…28、38、102、129、154、162、165
病院幹部…46、47、77、78
病院機能評価…37、47、50-52、54、57、61-63、80、150、170
標準…15、23、26
品質方針…52
フォーマット…31、69、99、100、105、106、131、153、161、163、164
プロセス…20、22-28、32、33、35、37-39、51、54、57、59、78、81、86、87、143、151、155、156、163、164、171、172
プロセス指向…48、54、57、61、146、151
プロセスフローチャート(PFC)…24-26、30-34、46-49、51、55-57、59-62、67、68、80、116、117、129、130、146、151、153、155-157、160、163、173、175
分割…114、115、159、160、162、166-169、176
文書一覧(表)…30、64、71、99、103、104、107、110-113、115、142、162、163、164
文書化した情報…23、37、38
文書承認者マップ…78、81、86、87、89、90、110、129、132、156、158-160
文書体系…42、56、58、65、96、108、122、144、148、150、151、156、162
文書タイプ…31、35、55、64、65、71、97、108、111、132、156
文書の引用／被引用関係…116
文書フォーマット…106、131

文書マスタ…74、78、81、127、132、133-135
文書管理…23、28、37、42、43
　──運用責任者…83、84、129
　──支援ソフト…35、36、70、73、108、122、124、125、127、130、133、143、160、163-169
　──システム…70、71、73-78、80、81、99、102、118、119、122、124-128、140、142-144
　──推進担当者…103、104、129、130、145、152、153
　──責任者…68、77、81、82、84、154、160、165
方針管理…47、52、170、174

■英数

4W1H…24、25、122、129
JCI(Joint Commission International)…20、38
ISO9001…20、22、23、37、47、51、52、55-58、62、63、75、80、150、165
PDCAサイクル…51、57、153
PFC(Process Flow Chart)
　→プロセスフローチャート
QCサークル活動…53、77、82、170
QMS(Quality Mnagement System)…22、23、26、27、45-52、55-59、61、63、75、80、82-85、146、163、165、173
QMS-H研究会…54、55、57、70、73、127、129、151、155、156
TQM…52、55、83

# おわりに

「文書管理」という言葉は医療界でも聞かれますが、これまでは診療録などの記録データを電子化、管理することに焦点が置かれていたように思います。もちろんそれも大切なことですが、質のよい医療サービスを提供できるかどうかは「提供プロセス」にかかっています。本書における文書とは、医療サービスの提供プロセスを記述した文書、すなわち医療者が実施する業務の手順書やマニュアル、帳票などを指し、医療の質・安全に寄与するこれらの文書や文書管理のあり方を検討してきました。以前から、看護部などの部門での取り組み紹介は散見されますが、病院全体としていかに文書を持つべきか、どのように管理すべきかを体系的に学べる点は、本書の大きな特徴の1つです。

一方で、工業界を見てみますと、現場作業者が行う統一的な手順を「標準」、「作業標準」と呼び、それを作成し、管理することの重要性が示唆されていました。しかしながら、工業界とは大きく異なる特徴（人を相手にしている、個別性がある、やり直しがきかない無形サービスである）を持つ医療界で、どのように文書管理を進めていけばよいかについて詳細に紹介した類書は、ほとんどありませんでした。

10年前、我々が文書管理を病院に導入しようとしたとき、上記のような理由があったためか、医療者にとって我々のいう文書管理は難解であり、かつ手間が大変かかるため、避けておきたい活動の筆頭として認識されていました。ISO9001を認証取得された病院においても、診療に関する文書はほとんどなく（あっても看護部がメイン）、購買管理や人材教育、病院全体の委員会運営に関わる手順のみ、つまり"形だけの文書管理"という場面に少なからず出くわしました。これには大変危機意識を覚え、何とか打破したいとの思いでQMS-H研究会の病院の方々と協力し、試行錯誤を続けながら研究を進め、その成果をまとめたのが本書です。

本書の全般に渡って、医療者に理解してもらえるような表現に努め、病院の協力を得て実事例を多く載せて、文書管理の意義やその本質的な意味を中心に丁寧に解説したつもりです。もし、内容に不備や曖昧な点があるとすれば、それはすべて編著者の責任です。

本書の執筆と編集を通じ、「文書管理」は「組織マネジメント」そのものだと痛感しています。本書が多くの病院にとって文書管理導入のきっかけになり、そして組織改善につながれば幸いです。

2017年6月

金子　雅明
田中　宏明
佐野　雅隆

## 監修・編著者プロフィール

◆**矢野　真**（やの・まこと）

日本赤十字社医療事業推進本部　総括副本部長・博士（医学）

1979年東京医科歯科大学医学部卒、国立国際医療センター、武蔵野赤十字病院を経て、2012年より日本赤十字社本社

専門：呼吸器外科、医療安全

主な著書：『ナーシンググラフィカ：医療安全』（共著、メディカ出版、2016年）、『ひとりで学べる医療安全』（編著、照林社、2011年）、『実践 これからの医療安全学』（編著、ピラールプレス、2015年）など

◆**棟近　雅彦**（むねちか・まさひこ）

早稲田大学理工学術院　教授・工学博士

1987年東京大学大学院工学系研究科反応化学専門課程修了、同大学工学部反応化学科助手、早稲田大学理工学部工業経営学科（現・経営システム工学科）専任講師を経て、1999年より早稲田大学理工学部経営システム工学科教授

専門・研究分野：品質マネジメントと統計解析

主な著書：『組織で保証する医療の質 QMS アプローチ』（監修、学研メディカル秀潤社、2015年）、『ISO 9001:2015要求事項の解説』（共著、日本規格協会、2015年）など

●**田中　宏明**（たなか・ひろあき）

地方独立行政法人　明石市立市民病院　医療安全管理室　副室長・薬剤師

2000年近畿大学大学院薬学研究科修了、医療法人医誠会城東中央病院薬剤科、同病院 TQM 推進室、大阪大学医学部附属病院を経て、2017年より明石市立市民病院

専門：医療における QMS、医療安全

主な論文・著書：「病院機能評価と QMS-H モデルを活用した質マネジメントシステムに関する研究」（共著、医療の質・安全学会誌、2013年）、『組織で保証する医療の質 QMS アプローチ』（共著、学研メディカル秀潤社、2015年）

●**金子　雅明**（かねこ・まさあき）

東海大学情報通信学部経営システム工学科　准教授・博士（工学）

2007年早稲田大学理工学研究科経営システム工学専攻博士課程修了、同大学創造理工学部経営システム工学科助手、青山学院大学理工学部経営システム工学科助教を経て、2014年より東海大学情報通信学部経営システム工学科専任講師（品質管理）、准教授

専門・研究分野：品質管理・TQM、医療の質・安全保証、BCMS

主な著書：『TR Q 0006「クォリティマネジメントシステム―自己評価の指針」活用ガイド』（共著、日本規格協会、2003年）、『医療の質安全保障を実現する患者状態適応型パス電子コンテンツ2008年版』（共著、日本規格協会、2009年）、『ものづくりに役立つ統計的方法入門』（共著、日科技連出版社、2011年）など

●**佐野　雅隆**（さの・まさたか）

千葉工業大学社会システム科学部　准教授・博士（工学）

2010年早稲田大学創造理工学部経営システム工学科助手、2011年に同大学院研究科で博士取得、東京理科大学工学部第一部経営工学科助教を経て、2016年より千葉工業大学社会システム科学部経営情報科学科准教授

専門・研究分野：品質マネジメントと統計解析

主な著書：『組織で保証する医療の質 QMS アプローチ』（共著、学研メディカル秀潤社、2015年）、『回帰分析』（実践的 SQC（統計的品質管理）入門講座 3、日科技連出版社、2016年）など

## 医療安全と業務改善を成功させる 病院の文書管理 実践マニュアル
－ ISO9001、病院機能評価、JCI に対応！

2017年7月20日発行　第1版第1刷 ©

| | |
|---|---|
| 監　修 | 矢野　真／棟近　雅彦 |
| 編　著 | 田中　宏明／金子　雅明／佐野　雅隆 |
| 発行者 | 長谷川　素美 |
| 発行所 | 株式会社メディカ出版 |
| | 〒532-8588 |
| | 大阪市淀川区宮原3-4-30 |
| | ニッセイ新大阪ビル16F |
| | http://www.medica.co.jp/ |
| 編集担当 | 髙野有子 |
| 組版・装幀 | 株式会社新後閑 |
| 本文イラスト | 株式会社新後閑 |
| 印刷・製本 | 株式会社シナノ パブリッシング プレス |

本書の複製権・翻訳権・翻案権・上映権・譲渡権・公衆送信権（送信可能化権を含む）は、（株）メディカ出版が保有します。

ISBN978-4-8404-6179-5　　　　　　　　　　　　　　　　　Printed and bound in Japan

当社出版物に関する各種お問い合わせ先（受付時間：平日9：00～17：00）
- 編集内容については、編集局 06-6398-5048
- ご注文・不良品（乱丁・落丁）については、お客様センター 0120-276-591
- 付属の CD-ROM、DVD、ダウンロードの動作不具合などについては、デジタル助っ人サービス 0120-276-592